BAJA EN CARBOHIDRATOS

Fácilmente perder peso rápidamente y sentirse
fantástico

(Recetas de clase mundial de alrededor del
mundo)

Omer Orta

Publicado Por Daniel Heath

Bajo En Carbohidratos: Fácilmente perder peso rápidamente y sentirse fantástico (Recetas de clase mundial de alrededor del mundo)

ISBN 978-1-989853-69-6

Este documento está orientado a proporcionar información exacta y confiable con respecto al tema y asunto que trata. La publicación se vende con la idea de que el editor no esté obligado a prestar contabilidad, permitida oficialmente, u otros servicios cualificados. Si se necesita asesoramiento, legal o profesional, debería solicitar a una persona con experiencia en la profesión.

Desde una Declaración de Principios aceptada y aprobada tanto por un comité de la American Bar Association (el Colegio de Abogados de Estados Unidos) como por un comité de editores y asociaciones.

TABLA DE CONTENIDO

Parte 1

Bienvenida personal y cómo usar esta guía

Este libro contiene pasos y estrategias comprobadas sobre cómo perder peso simplemente cambiando a una dieta baja en carbohidratos y siguiendo los planes de dieta específicos y las recetas incluidas en este libro.

Será un increíble viaje para conocer las bases de una dieta baja en carbohidratos con la única intención de perder peso. Este libro es ideal para aquellos que quieren adelgazar en pocas semanas.

Le sorprenderá descubrir todos los beneficios que la dieta baja en carbohidratos puede ofrecer aparte de la pérdida de peso.

Algunos de los factores interesantes, incluyendo recetas y planes de dieta, se presentan en este libro para lograr el peso ideal que siempre ha deseado. Está a apenas a un paso de alcanzar las metas y expectativas de su peso.

Este libro le hará darse cuenta de por qué la gente elige dietas bajas en carbohidratos por encima de cualquier otra dieta y por qué se debe animar a otros a seguir el mismo enfoque. Vivir una vida baja en carbohidratos es divertido y este libro le dará una idea de por qué.

Habrá cientos de nutrientes que definitivamente se absorberán en este libro y que impulsarán a las personas que están a dieta y a las que están a punto de comenzar con una dieta baja en carbohidratos.

Además, este libro no sólo está destinado a los que tienen sobrepeso. Gente de todas las profesiones y condiciones sociales, independientemente de su estado y su constitución, pueden seguir una dieta baja en carbohidratos.

Esta es sólo la introducción de la información en gran escala sobre las dietas bajas en carbohidratos que será útil para renovar las formas tradicionales y modernas de hacer dieta.

Por último, me gustaría agradecerle de nuevo por descargar mi libro¡Disfrute!

¿Por qué una dieta baja en calorías?

Seguramente se estará preguntando: "*¿Qué demonios es una dieta baja en carbohidratos y por qué debería continuar leyendo?*"

¡Excelente pregunta, amigo mío! Como probablemente se puede adivinar por su título, después de todo esta dieta consiste en comer una baja cantidad de carbohidratos, ¡quién en el mundo no quiere verse bien!

Si no se siente cómodo yendo a la playa y quitándose la camisa, ¡este libro es para usted! Lea detenidamente si desea encontrar recetas para mantener su físico pero está cansado de comer las mismas cosas día tras día. Es hora de probar algo nuevo, ¿no le parece?

¡Así es! Estamos aquí para ayudarle. Al fin y al cabo, ¿quién no quiere una comida deliciosa después de un entrenamiento pesado o un largo día de trabajo?

Para los que están sentados en casa, sabemos que también necesitan un poco de sabor en su vida, y no tenemos intención de decepcionarlos.

En primer lugar, vamos a aclarar algunos puntos, especialmente para aquellos que tratan de perder peso y pasan horas en la caminadora sólo para encontrarse con el dilema de no ser capaces de perder esos kilos de más.

Lo que usted podría no saber es que este enfoque dietético hace maravillas cuando se trata de perder peso, mejorar su salud y ayudar a su cuerpo a transformar la grasa (corporal) en su principal fuente de energía. Sí, ¡literalmente quemará grasa para crear energía!

Pero empecemos con algunos conocimientos básicos muy importantes sobre los carbohidratos.

Hay fundamentalmente dos tipos: Carbohidratos simples y complejos. Ambos se transforman en azúcares simples durante la digestión.

A continuación, se absorben en el torrente sanguíneo y se convierten en glucosa. (La principal diferencia es la rapidez con la que se descomponen y entran al torrente sanguíneo. Los carbohidratos complejos toman más tiempo.) Con la ayuda de la insulina, la glucosa entra en las células de su cuerpo.

Ahora la glucosa se utiliza como fuente de energía para realizar diversas funciones en el cuerpo. El cerebro funciona principalmente con glucosa. El exceso de glucosa se almacena en otras partes del cuerpo, como el hígado o los riñones.

Pero volviendo a los carbohidratos - "carb" para abreviar...

Los carbohidratos son nutrientes que están presentes en varios tipos de alimentos y bebidas. Las fuentes comunes y naturales de carbs son las frutas, verduras, leche, frutos secos, granos, semillas y legumbres.

Una dieta baja en carbohidratos se centra principalmente en las proteínas y las grasas. (Estos son los macronutrientes que son esenciales - se puede vivir sin carbohidratos). Este enfoque dietético reduce o restringe la mayoría de los alimentos de grano, la pasta y las verduras con almidón.

Algunas de las dietas bajas en carbohidratos permiten una pequeña cantidad de frutas y verduras y luego gradualmente las aumentan, disminuyen o excluyen totalmente.

Típicamente, la dieta baja en carbs tiene un límite de 50 a 150 gramos al día. Personalmente recomiendo que la ingesta diaria de carbohidratos oscile entre el 45% y el 65%.

¿Qué alimentos son ricos en carbohidratos?

Uno de ellos es la fructosa o azúcar granulada. Contiene hasta un 99% de carbohidratos y casi ninguna vitamina, grasa o proteína. Otro alimento rico en carbohidratos es la pizza.

Por lo general, contiene entre el 22% y el 30% de carbohidratos, dependiendo del grosor de la masa. Los productos de la papa también son un gran NO en una dieta baja en carbohidratos. Los hash brown [un tipo de croqueta de papa] entre otros productos de papa son los más ricos en hidratos de carbono.

Aproximadamente hay 35% de carbs en un hash brown. Los dulces también son alimentos que contienen un alto porcentaje de carbohidratos; el azúcar tiene el porcentaje más alto de carbohidratos. Además, el almidón está hecho de glucosa que se transforma en azúcares en nuestro cuerpo.

El almidón es alto en carbs. Los alimentos con almidón incluyen granos enteros como el arroz, la avena y la cebada, la harina y las legumbres como los guisantes y los frijoles.

Ejemplos típicos de dietas bajas en carbohidratos

La dieta baja en carbs más popular es probablemente la dieta Atkins. Es una de las dietas cetogénicas que restringe los alimentos ricos en carbohidratos y permite que las grasas sean el combustible del cuerpo.

El resultado esperado es que las grasas se quemen y liberen cetonas para abastecer de combustible al cuerpo.

Esta dieta fue publicada en un libro titulado "La revolución dietética del Dr. Atkins" hace 40 años por un médico llamado Robert Atkins.

Otras dietas bajas en carbohidratos muy conocidas son La dieta de South Beach, la dieta de Bernstein para la diabetes, los cazadores de azúcar, la dieta paleo o la dieta de los cavernícolas, la dieta de la zona, la proteína ´en polvo y la dieta de Sonoma.

Como puede ver, hay muchas opciones para elegir. Literalmente tienes docenas de regímenes que puede seguir para que le ayuden en el proceso de pérdida de peso. La decisión más difícil para cualquiera es elegir cuál de las docenas de regímenes seguir.

Todos los regímenes que decida aplicar requerirán que siga un patrón particular entre los ingredientes que debe utilizar y otros ingredientes que deberá incorporar a su dieta, a fin de alcanzar el peso deseado. ¿Suena aterrador?

¡No lo esté! Este libro está hecho para enseñarle a amar las verduras y los alimentos bajos en carbohidratos.

¿Todavía cree que no puede renunciar a

todas esas recetas altas en carbohidratos y a la comida suculenta? Permítanos mostrarle los efectos que tiene en la salud una dieta baja en carbs, tal vez esto le ayude a cambiar de opinión.

Efectos saludables de una dieta baja en carbohidratos

En este capítulo, le mostraré lo que una dieta baja en carbohidratos puede hacer por su salud. Aunque suene desagradable, las recetas bajas en carbs pueden ser realmente interesantes; no sólo en cuanto a la comida, ¡confíe en mí!

Cocinar comida baja en carbohidratos puede ser más interesante en comparación con cocinar algo normal, que es algo con lo que definitivamente estará de acuerdo cuando llegue al final del libro.

Se dará cuenta de lo intrigantes que son los ingredientes que componen las recetas de alimentos bajos en carbs. Puede que ni siquiera haya oído hablar de algunos de ellos. ¡Y son sabrosos! ¡SÍ! ¡Recuerde mis palabras!

Ahora veamos seriamente los beneficios para la salud de una dieta baja en carbohidratos, uno por uno.

Reduce el riesgo de enfermedades cardíacas

Varios estudios han demostrado que las dietas bajas en carbohidratos reducen el riesgo de padecer enfermedades cardíacas. Las pruebas realizadas, específicamente en las mujeres que seguían una dieta baja en carbohidratos revelaron que había mejoras significativas en su presión arterial, así como en los marcadores lípidos.

Otro beneficio principal de la dieta es la pérdida de peso. Por lo tanto, mantiene un flujo saludable de sangre a través del cuerpo, especialmente el corazón.

Mantener la presión arterial y los niveles de colesterol normales son factores importantes para tener un corazón saludable.

Una dieta baja en carbohidratos tiene un impacto positivo en la reducción del colesterol malo o LDL, que es un factor de riesgo en el desarrollo de una enfermedad cardíaca.

Prevención y cura de la diabetes

Una dieta baja en carbohidratos no sólo es beneficiosa para mantener el peso, la presión arterial y los niveles de colesterol normales. También es muy eficaz para mejorar el nivel de azúcar en sangre en personas diabéticas.

Los pacientes con diabetes tipo 2 mejoran su nivel de azúcar en sangre y esto, en algunos casos, resulta en la reducción a la mitad de la dosis diaria de insulina y medicamentos para la diabetes. La cantidad de carbs ideal para un diabético está en el rango de 45 a 65 gramos por comida.

¿Sabía que las personas con diabetes se enfrentan al peligro inminente de desarrollar enfermedades del corazón y de los vasos sanguíneos?

Aproximadamente, el 70% de las personas que tienen diabetes también tienen presión arterial alta y la mayoría de ellos tienen que tomar una pastilla todos los días para controlar su presión arterial. Además, el 65% de las personas que sufren de diabetes también tienen altos niveles de colesterol.

Aunque es una enfermedad común, de lo que no nos damos cuenta es que la diabetes trae consigo más daño a su cuerpo de lo que piensa tanto directa como indirectamente.

¿La mejor manera de lidiar con la diabetes? ¡Evitarla! Una dieta baja en carbohidratos es mejor, no sólo para aquellos que ya sufren de diabetes, sino también para aquellos que quieren evitarla.

Pérdida de peso

La pérdida de peso se debe a la reducción de la HbA1c. Al principio, el cuerpo se adapta a utilizar las grasas como fuente de energía en lugar de los carbohidratos.

Se utiliza la glucosa, lo que resulta en la reducción del exceso de agua en el cuerpo. A medida que la dieta progresa, el agua se reduce junto con el glucógeno. Esto ayuda a perder peso a través de los procesos de quema de grasas, también llamados "cetosis".

Cada vez que se producen cetonas, el cuerpo se deshidrata, por lo que diariamente se necesita mucha agua. Las cetonas producen un olor en el aliento que huele a quitaesmalte.

Este olor viene de cambios en el metabolismo que pueden ser fácilmente resueltos bebiendo mucha agua para mantener el cuerpo hidratado en todo momento.

Algunos de los beneficios más típicos de las dietas bajas en carbs son el aumento de energía, menos antojos de dulces, mejoras en el estado de ánimo, desaparición de los hábitos alimentarios compulsivos y mejora de las condiciones dentales, como la disminución de la placa dental.

Mejor piel

Alta en vitamina A y antioxidantes, una dieta baja en carbohidratos ayuda a rejuvenecer las células de la piel. Los radicales libres dañan la membrana de las células de la piel y provocan daño solar e inflamación, aumentando el riesgo de cáncer de piel. Los antioxidantes, que se encuentran en abundancia en las dietas bajas en carbs, ayudan a proteger la membrana de las células de la piel.

El Omega 3 también ayuda a la piel a conservar su flexibilidad y retrasa el envejecimiento.

Algunos otros beneficios de esta dieta es que algunas personas afirman tener menos dolores de cabeza, mejorías en las articulaciones y los músculos y menos problemas gastrointestinales.

La planificación es el primer paso para comenzar/seguir una dieta baja en carbohidratos. De esta manera, todos los beneficios y efectos esperados pueden ser fácilmente alcanzados y maximizados.

Definiendo una dieta baja en carbohidratos

El propósito de una dieta baja en carbohidratos es perder peso en unas pocas semanas y luego mantener el peso normal. Esta dieta se centra no sólo en la pérdida de peso, sino también en un cuerpo sano sin deshidratación ni pérdida de energía, protegiendo al cuerpo de problemas relacionados con la salud.

Los alimentos que necesitan ser reducidos o eliminados para disfrutar de los beneficios de una dieta baja en carbohidratos son los panes y cereales, las nueces, las frutas y verduras que contienen un alto porcentaje de azúcar natural, y los productos lácteos como el queso y la leche.

Los productores de alimentos no pueden etiquetar los alimentos como bajos en carbohidratos simplemente porque no existe una descripción autorizada o legal de los mismos.

Los alimentos bajos en carbohidratos no necesariamente contienen calorías. La reducción de la ingesta de carbohidratos debe ser reemplazada o complementada con proteínas y grasas saludables.

Los menús de alimentos bajos en carbohidratos están de moda en los restaurantes de todo el mundo y la gente está dispuesta a gastar dinero para comer tan deliciosas comidas.

Puede elegir una dieta baja en carbohidratos por encima de otras dietas debido a otras razones además de la pérdida de peso. Es posible que desee cambiar sus hábitos alimenticios o que tenga preocupaciones médicas y que le gusten los alimentos que se incluyen en este tipo de dieta cetogénica.

En mi opinión, una dieta baja en carbohidratos no es una dieta para lograr la pérdida de peso, sino un estilo de vida saludable. Por supuesto, le ayudará a reducir el peso, pero los beneficios para la salud asociados con dicha dieta pueden desencadenar un estilo de vida saludable.

Idealmente, las personas que siguen esta dieta deben aspirar a una meta específica de pérdida de peso semanalmente. Por ejemplo, uno puede tratar de perder alrededor de un kilo por semana.

Este es un paso importante si está buscando perder peso a través de cualquiera de las dietas bajas en carbohidratos. Servirá de punto de referencia con el que podrá comparar su progreso. Además, le ayudará a mantenerse enfocado.

La determinación es muy importante si decide seguir un plan de dieta, por supuesto que le ayudaremos con algunas recetas deliciosas en los capítulos siguientes, su propia fuerza de voluntad será muy importante. ¡El deseo de adoptar un estilo de vida saludable es vital si quiere ver resultados!

Es importante tener en cuenta que el porcentaje de carbohidratos en los alimentos también depende del tamaño y peso de la porción. Debe haber un conjunto de metas y reglas claramente definidas antes de comenzar a comer alimentos bajos en carbohidratos.

Estos objetivos sólo le ayudarán a lograr su objetivo de pérdida de peso deseado de manera efectiva. No es tan extenuante como parece. ¡Puede hacerlo!

Es sano hacer ejercicio físico. Comience a incorporar diferentes ejercicios a su rutina. Comience haciendo algunas flexiones y luego aumente sus ejercicios a medida que aumenta su resistencia...

Establezca algunas metas que desee alcanzar con ejercicios y luego recompénsese con algo que le guste por cada meta que alcance. Este pequeño truco le ayudará a mantenerse motivado.

Establecer una meta también le ayudará a alcanzar su objetivo deseado más rápido, ya que trabajará de una meta a otra.

Es posible que haya leído algunos mitos y afirmaciones acerca de los efectos de la dieta baja en carbohidratos, pero no están comprobados. Sin embargo, los estudios han demostrado sus efectos beneficiosos.

Las afirmaciones de que esta dieta hace que se almacenen más grasas en nuestro cuerpo han resultado ser incorrectas, ya que los estudios han demostrado que esta dieta no afecta directamente a las grasas. De hecho, los ingredientes utilizados en una dieta baja en carbohidratos son más saludables que los utilizados en las dietas altas en carbohidratos.

Una vez que la ingesta de carbs se reduce, las grasas se convierten en la fuente de energía, lo que resulta en la quema de una gran cantidad de grasa corporal. Sin embargo, la respuesta del cuerpo de las personas a las cantidades de grasas y a la reducción de carbohidratos es diferente, por lo que los efectos de esta dieta serán diferentes en cada uno de ellos.

El truco es planear su dieta de la mejor manera posible dependiendo de su tipo de cuerpo y cómo éste responde a los diferentes ingredientes de la dieta baja en carbohidratos.

La investigación también ha demostrado que dependiendo de si una persona tiene una buena o mala sensibilidad a la insulina, obtendrá resultados variados en una dieta baja en carbohidratos.

Por lo tanto, es importante guiar su cuerpo hacia el pedestal que está tratando de alcanzar de la mejor manera posible, estudiando su cuerpo y planificando una dieta y un régimen de ejercicios que se complementen de la mejor manera con su cuerpo.

PLAN EFECTIVO DE UNA DIETA BAJA EN CARBOHIDRATOS

La Dieta de Atkins

Coma sólo 20 gramos de carbohidratos al día. Sólo debe obtener el 10% de sus calorías provenientes de los carbohidratos. Coma alimentos ricos en proteínas como pescado, aves y carne. Elija verduras verdes que se incluyen en las ensaladas como el brócoli, el apio, los espárragos y el pepino.

NO coma pan, pasta, nueces, frutas o azúcar. Para el desayuno, puede comer salchichas, huevos revueltos y agua o té como bebidas. Desde el desayuno hasta la cena, las únicas bebidas recomendadas son té de hierbas, café, refrescos dietéticos y agua.

La ensalada y la carne asada son generalmente parte del almuerzo bajo en carbohidratos. Se permiten refrigerios, pero sólo hasta dos porciones al día.

- **El progreso de la pérdida de peso**
Agregue suficientes carbohidratos

comiendo verduras y semillas. Luego elimínelos poco a poco, pasando a las proteínas y los alimentos ricos en grasas.

Esta es una buena etapa hasta que pierda alrededor de 4,5 kilos (10 libras) del peso deseado. Los alimentos bajos en carbohidratos son la harina de coco, los huevos y los vegetales para ensalada como la coliflor. Las pastas y el arroz se pueden sustituir por verduras.

- **Pre-mantenimiento**

En esta etapa, debe estar muy cerca de alcanzar su peso ideal. Puede ingerir hasta unos 10 gramos de carbohidratos semanalmente, pero es necesario reducirlos cuando ya no esté perdiendo peso.

Hasta pasar más de un mes o exactamente un mes después de alcanzar el peso deseado, debe permanecer en esta etapa de la dieta y continuar con el mismo proceso.

- **Mantenimiento**

En esta etapa, continuará comiendo bajo en carbohidratos incluso después de alcanzar el peso deseado.

Los alimentos que generalmente se incluyen en las comidas diarias contienen carbohidratos dependiendo del tamaño de las porciones. Aquí hay unos cuantos ejemplos:

Un panqueque tiene **15 gramos** de carbohidratos. Una patata al horno con piel tiene **51 gramos** de carbohidratos. Una taza de cereal tiene **46 gramos** de carbohidratos.

Un vaso de leche baja en grasa tiene **12 gramos**.

Una taza de copos de maíz contiene **26 gramos** de carbohidratos. Un plátano **tiene 35 gramos** de carbohidratos mientras que media taza de lechuga tiene **1 gramo**.

Los alimentos anteriores se pueden consumir durante la primera etapa de la dieta Atkins, que se llama inducción. Recuerde **limitar la ingesta de**

carbohidratos a 20 gramos al día.

Al igual que la dieta Atkins, la dieta South Beach tiene como objetivo reducir la ingesta de carbohidratos y recurrir a las proteínas y grasas como fuentes de energía, pero la diferencia es que la dieta South Beach no permite el consumo de proteínas y alimentos ricos en grasas durante las primeras dos semanas...

HAY QUE INTENTARLO: DELICIOSAS RECETAS BAJAS EN CARBOHIDRATOS

Bueno, aquí están las recetas. Probablemente ya tenga hambre, así que he tratado de **_simplificar las recetas lo más posible_**. ¡Simple, rápido y sabroso!

No habrá 5 millones de recetas - lamento decepcionarlo. Más bien, le he proporcionado algunas recetas fáciles que le ayudarán a empezar de inmediato y definitivamente durarán un par de semanas - ¡si está dispuesto a experimentar un poco!

DELICIOSA CARNE ASADA ENVUELTA EN TOCINO BAJA EN CARBOHIDRATOS

Resumen:

Esta hermosa delicia hecha con tocino es una excelente receta para la cena familiar. Si piensa que tendrá que cocinar por separado para usted y su familia sólo porque está siguiendo un plan de dieta diferente, ¡está equivocado!

Los niños lo comerán con el mismo placer que usted. Una solución fácil después de un largo día de trabajo, el romero añadido a esta sencilla receta añadirá un aroma que le calmará y relajará.

Y no se olvide de añadir su propio toque a la receta, exprima un limón si lo desea, o añada unas cuantas zanahorias ¡de acuerdo a su gusto!

Ingredientes:

- 1kg de lomo de cerdo
- 200gr de tocino rebanado muy fino
- 1 taza de vino blanco, seco es lo mejor
- 2 cucharadas de romero fresco, picado finamente

- 1 cucharada de aceite de oliva
- Una pizca de pimienta
- Una pizca de sal
- Pimienta y sal al gusto

Instrucciones:

1. Asegúrese de que la carne esté a temperatura ambiente antes de empezar a prepararla.

2. Comience humedeciendo todos los lados de la carne con una pizca de sal.

3. Precalentar el horno a 190°C (375°F).

4. Usando toallas de papel, limpie suavemente la carne asada para eliminar parte de la sal y absorber la humedad.

5. Agregue un toque de sal en todos los lados de la carne asada.

6. Tomando sólo una cucharada de aceite de oliva, colóquela en una cacerola y caliéntela a fuego medio-alto.

7. Una vez que el aceite de oliva esté caliente, se añade la carne y se dora por todos los lados. Esto puede tardar hasta 10 minutos.

8. Retire la carne de la cacerola y colóquela en un plato.

9. Usando el romero finamente picado, unte la carne por todas partes.

10. Una vez aliñada con romero, tome el tocino y envuélvalo. El tocino puede solaparse y debe mantenerse en su lugar con una cuerda.

11. Poner el lomo primero en una bandeja y luego en el horno precalentado.

12. Cocine por aproximadamente 40 minutos, y utilice los jugos de la sartén para bañar la carne repetidas veces.

13. Con un termómetro de carne, cocine hasta que la temperatura interna alcance 63º C o145º F.

14. Saque el asado del horno, colóquelo en una bandeja o plato, use papel aluminio para   cubrirlo.

Salsa:

1. Coloque la bandeja con los jugos de la carne en la hornalla y, a fuego lento, añada el vino blanco.

2. Empiece a quitar los restos del asado de la sartén.

3. Una vez raspado, coloque la combinación de vino y restos en un colador de malla fina sobre una cacerola para eliminar los trozos de carne asada y la grasa.

4. Calentar y servir.

Sugerencias de Presentación:

Colocar el deliciosoplato en una fuente a juego con la salsera para crear una presentación agradable.
 También puede espolvorear un poco de perejil para añadir color y mejorar la presentación a su gusto. Cuanto mejor se sirve la comida, ¡más apetitosa es!

Use Romero en sus recetas:
El romero no sólo tiene un buen sabor, sino que también está repleto de nutrientes como hierro, calcio y vitamina B6.

Así que la próxima vez que incorpore romero a su receta, no sólo piense en el sabor que le dará a su receta. Piense en todos los beneficios para su salud.

¿Sabía que el romero es muy rico en antioxidantes? Los antioxidantes ayudan a prevenir las inflamaciones, mejoran la circulación sanguínea y proporcionan a su cuerpo una inmunidad adicional.

¿Quiere saber algo aún más emocionante? Se ha comprobado que el romero mejora la memoria y la concentración, por lo que es posible que desee cambiar a té de romero, en lugar del té común.

PLATO DE ATÚN CON QUESO DERRETIDO

Resumen:

Otra deliciosa receta hecha con un poco de crema y queso para tratar sus papilas gustativas, esta es una receta clásica baja en carbohidratos sin pan ni pasta. Como mencioné, usted ha recibido algo que le hará olvidarse de tomar cualquier alimento básico.

El atún utilizado le da a esta cremosa receta un toque mediterráneo que saboreará durante mucho tiempo y la frescura de los tomates le dará el color perfecto a esta exquisita receta.

Ingredientes:

- 1 lata de atún blanco en agua, 6oz
- 1/4 taza de apio picado
- 1/4 taza de mayonesa
- 1/3 taza de crema agria
- 1 cucharadita de mostaza en polvo
- 1/2 cucharadita de cebolla en polvo
- 1/4 cucharadita de tomillo fresco
- 1/4 cucharadita de eneldo fresco
- Una pizca de sal

- 1/2 taza de su queso favorito, rallado
- 1/2 tomate fresco

Instrucciones:

1. Abrir y escurrir el atún.

2. Excepto por el queso y el tomate, agregue todos los ingredientes al atún y revuelva.

3. Cubra bien los ingredientes y cocine en el microondas durante 3 minutos.

4. Retirar, añadir el queso y el tomate cortado en rodajas.

5. Cocine en el microondas durante un minuto más.

6. Retire y deje reposar el plato entre 1 y 2 minutos.

Sugerencias de Presentación:

Pruebe este plato con una variedad de pescados. También agregue un poco de lechuga para un crujido extra.
Alternativamente, puede intentar hornear los ingredientes para una cena caliente y agradable.

El atún es bueno para usted:
Se aconseja comer pescado por lo menos una vez a la semana para mantener los niveles de omega 3 que se encuentran en los mariscos. De todos los peces del mar, el atún no sólo es el más fácil de conseguir, sino que también tiene que ver con la nutrición.

BRÓCOLI SELLADO CON UN TOQUE DE LIMÓN

resumen:

Esta receta hará que se enamore de las hojas verdes. Con un toque de limón, esta receta muy simple con ingredientes aún más simples es un refrigerio maravilloso para la noche.

Incluso puede guardarlo como guarnición para el plato principal.

Recuerde que está sustituyendo el pan y la pasta por verduras para su dieta baja en carbohidratos. Esta es la verdura perfecta para mezclar y combinar con su plato principal   favorito.

Ingredientes:

- 4 tazas de cogollos de brócoli fresco
- 1 cucharada de aceite de oliva
- 1/4 cucharadita de sal
- Pimienta molida al gusto
- Rodajas de limón fresco

Instrucciones:

1. Precalentar el horno a 230° C.

2. En un recipiente grande, coloque los cogollos de brócoli y mezcle con el aceite, la sal y la pimienta.

3. Coloque los ramilletes de brócoli recubiertos en una bandeja para hornear.

4. Asar en el horno durante 10 minutos hasta que el brócoli se oscurezca por debajo y se ablande.

5. Corte el limón en rodajas para servirlo con el brócoli.

Sugerencias de Presentación:

Perfecto para acompañar pollo o carne. Esta receta también puede ser un platillo servido con una variedad de otros platos para hacer una comida.

Agregue un poco de orégano y albahaca para darle a la receta un toque italiano, o añada una pizca de salsa de soja para darle un sabor extra, ¡todo a su gusto!

Beneficios del brócoli en la salud:
Es una verdura verde extremadamente saludable, el brócoli está lleno de fibra y vitamina C.

Una excelente manera de prevenir la osteoartritis, esta verdura, como todas las verduras verdes, viene con numerosos beneficios para la salud. No sólo protege la piel contra los rayos UV, sino que también la desintoxica. De hecho, muchas celebridades utilizan el brócoli en un régimen de desintoxicación.

Es altamente recomendado para pacientes con diabetes que luchan con enfermedades cardíacas inminentes. El brócoli, milagrosamente, estimula la recuperación del daño cardíaco causado por la diabetes.

¡Y usted pensó que no podía comer azúcar en su dieta baja en carbohidratos! Recuerde, una dieta baja en carbohidratos se maneja eficazmente con diferentes componentes. La lucha es perder peso, ¡no morirse de hambre!

Así que dese el gusto con los maravillosos duraznos que acaban de llegar al mercado. Con un toque de jugo de limón, este exótico postre es la forma más fácil de complacerlo después de una larga y agotadora sesión de entrenamiento.

UN POSTRE DE DURAZNO

Ingredientes:

- Aproximadamente 1/2 kg o 4 duraznos de temporada
- 1 cucharada de azúcar
- 1/2 cucharadita de jugo de limón

Instrucciones:

1. Precalientar el horno a 220ºC.

2. Con un cuchillo afilado, corte cada durazno por la mitad y descarte el carozo.

3. En un recipiente grande, coloque los duraznos con el jugo de limón y mezcle los duraznos hasta que estén completamente remojados.

4. Agregue el azúcar y mezcle una vez más.

5. En una fuente para hornear, coloque los duraznos con el lado cortado hacia arriba.

6. Asar en el horno durante aproximadamente 20 minutos hasta que estén tiernos.

7. Si los jugos de la sartén se queman, simplemente añada un poco de agua y cubra la bandeja de hornear con papel de

aluminio.

Sugerencias de Presentación:

Si le gustan los postres más elegantes, decore los duraznos. Rellénelos con un sabroso queso de ricota para que su postre estalle.

También puede agregar más color a su receta con más frutas. Use cerezas y piñas y cree su propio estilo.

Duraznos celestiales:

Los duraznos no sólo son sabrosos, sino que también proporcionan grandes beneficios para el cuerpo. Rico en vitamina E, vitamina K y potasio, el durazno también tiene cantidades saludables de magnesio, fósforo y cobre que el cuerpo necesita.

Las investigaciones han demostrado que el durazno previene el cáncer al combatir la acumulación de células cancerosas en el cuerpo.

Además, los duraznos son excelentes para el corazón. Reducen el riesgo de enfermedades cardiovasculares en el

cuerpo y mantienen el funcionamiento
saludable del corazón.

ALUCINANTES ARÁNDANOS CON CREMA DE LIMÓN

Resumen:

Otro delicioso postre para añadir a su lista de recetas bajas en carbohidratos, esta es una combinación ideal de ácido y dulce.

La adición del yogur no sólo reduce la cantidad de calorías de la receta, sino que también añade un sabor único cuando se mezcla con miel.

Ingredientes:

- 100grs. de queso crema bajo en grasa
- 3/4 taza de yogur de vainilla
- 1 cucharadita de miel
- 2 tazas de arándanos frescos
- 2 cucharaditas de ralladuras de limón

Instrucciones:

1. En un recipiente mediano, desmenuce el queso crema con un tenedor.

2. Añadir el yogur y la miel al queso crema.

3. Batir con una batidora en la velocidad más alta.

4. Cuando la mezcla esté cremosa y esponjosa, añadir las ralladuras de limón.

5. En tazones pequeños cree capas, alternando los arándanos con la crema de limón.

6. Sirva inmediatamente o cubra y refrigere

Sugerencias de Presentación:

Para darle un toque de glamour, sirva este postre en una copa de vino o en un recipiente transparente. Las capas se verán elegantes y harán de su postre un favorito para una fiesta o cena.

Añada un poco de crujido encima para que la receta destaque. Recuerde, ¡un poco es suficiente!

Como alternativa, también puede probar este postre con una variedad de frutas diferentes. Yo recomendaría el uso de las frutas de temporada, lo que significa que para cada temporada tiene una variación diferente.

La acidez del limón:

¿Sabía que los limones se han utilizado durante décadas como un eficaz agente reductor de peso? Un vaso de agua caliente con un limón exprimido y un chorrito de miel por la mañana es una famosa receta utilizada por personas con bajo metabolismo para desencadenar la pérdida de peso.

¿Sabía también que el limón está lleno de vitamina C? ¡Es ideal para la piel! La gente la ha usado como una aplicación directa en la cara para mejorar la piel.

De hecho, muchas empresas de cosmética utilizan el extracto de limón en la fabricación de diferentes cremas y jabones faciales.

¡Es tan bueno en su aplicación como en su consumo!

CHULETA DE CERDO BRITÁNICA CON SALSA CUMBERLAND

Resumen:

Preparado con la increíble mostaza Dijon, esta receta de cerdo es una excelente variación de su lista de menú.

No sólo saciará su hambre, sino que llevará a sus papilas gustativas en un viaje de placer. Con el ácido vinagre de vino tinto, esta receta se ve maravillosa en un ambiente   romántico.

Ingredientes:

- 1 cucharadita de aceite de oliva virgen
- 2 chuletas de cerdo deshuesadas en rodajas finas
- Un poco de sal
- Una pizca de pimienta recién molida
- 1 chalote pequeño picado
- 1/2 taza de vino tinto seco
- 1/2 cucharadita de maicena
- 1 1/2 cucharaditas de vinagre de vino tinto
- 1/2 cucharadita de mostaza Dijon

Instrucciones:

1. En una cacerola, caliente el aceite de oliva a fuego medio-alto.

2. Aliñar las chuletas de cerdo con una pizca de sal y pimienta recién molida.

3. Coloque las chuletas de cerdo en la sartén, cocinando hasta que ya no estén rosadas por dentro y estén doradas por todos lados.

4. Saque las chuletas de la sartén y colóquelas en un plato cubierto con papel aluminio para mantener el calor.

5. En la misma sartén, agregar el chalote, y cocinar hasta que se ablande, aproximadamente 30 segundos.

6. Añadir el vino tinto al chalote ablandado y llevar la mezcla a hervor, mezclando constantemente.

7. Hervir durante 2 a 3 minutos o hasta que sólo haya aproximadamente 2 cucharadas de mezcla en la sartén.

8. En un tazón separado, junte la maicena y el vinagre y mézclelos.

9. Una vez mezclado, agregue la mezcla de maicena y vinagre a la salsa.

10. Continúe cocinando la salsa,

revolviendo constantemente, hasta que tenga un aspecto cristalino y comience a espesar.

11. Retirar la salsa del fuego, añadir la mostaza y las posibles gotas de la carne de cerdo.

12. Sirva con una sonrisa.

Sugerencias de Presentación:

A sus invitados les encantará este plato de cerdo y salsa Cumberland cuando se combina con un acompañamiento de batatas y calabacines recién cocinados sazonados con sal y pimienta.
 Use carne de res o de cordero en lugar de carne de cerdo para variar. Incluso se puede lograr la receta con pollo, es decir, ¿quién puede detenerlo? Puede elegir tantas variaciones como quiera e incluir su propia receta innovadora.

Calabacín – una verdura deliciosa que NO puede faltar:

El calabacín es rico en vitamina C, un oxidante soluble en agua, la vitamina C se disuelve en los fluidos corporales y protege a las células del cuerpo de los radicales libres que pueden estimular el crecimiento canceroso de las células.
 La luteína en el vegetal promueve la buena vista y el magnesio promueve el desarrollo del tejido óseo sano.
 En definitiva, ¡incluya el calabacín en su

dieta junto con todas las demás verduras
para   una   vida   saludable!

SALTEADO DE BRÓCOLI, JENGIBRE Y SÉSAMO

Resumen:

Cocinado con sésamo, esta maravillosa combinación de jengibre y semillas de sésamo es una receta clásica.

Elaborado con cogollos de brócoli seco, esta combinación única de sésamo y brócoli le dejará satisfecho.

Una receta ideal para todos los amantes de la comida que siguen una dieta baja en carbohidratos, esta receta es única y con clase, ¡seguro que saciará sus papilas gustativas!

Ingredientes:

- 1 cucharada de semillas de sésamo
- 1/2 taza de caldo vegetal
- 1 cucharada de salsa de soja
- 1 cucharada de aceite de sésamo oscuro
- 1 Gota de aceite de canola
- 500grs de cogollos de brócoli lavados y secos
- 1 cucharada de ajo picado
- 1 cucharada de jengibre picado

Instrucciones:

1. En la hornalla, caliente una sartén antiadherente a fuego medio y añada las semillas de sésamo.

2. Asegúrese de que las semillas se cocinen en una sola capa hasta que se tornen de color marrón claro.

3. Coloque las semillas ligeramente doradas en un recipiente pequeño y déjelas por ahora.

4. En otro tazón pequeño combine el caldo vegetal, la salsa de soja y el aceite de sésamo oscuro y coloque este tazón a un lado

5. Usando una cacerola grande con tapa, caliente el aceite de canola a fuego medio a alto.

6. Una vez caliente, mezcle los cogollos de brócoli en la sartén con el aceite, asegurándose de que estén cubiertos.

7. Saltee el brócoli durante 1 minuto y luego agregue el jengibre y el ajo en el centro de la sartén, rodeado por el brócoli.

8. Agregue más aceite sólo al jengibre y al ajo en el centro, cocinando por un minuto

antes de mezclar con el brócoli.

9. A esta sartén se le añade la mezcla de caldo, llevar a ebullición, tapar y reducir el fuego.

10. Cocine por 3 minutos o hasta que un tenedor pueda perforar el brócoli pero todavía esté firme.

11. Transfiera el brócoli a un recipiente y ponga la sartén a fuego alto y hierva el líquido restante hasta que casi no quede nada. Sólo deben quedar unas pocas cucharadas.

12. Coloque el brócoli de nuevo en la sartén con el fuego apagado.

13. Agregue las semillas a la sartén y mezcle antes de servir.

Sugerencias de Presentación:

Este plato es delicioso cuando se combina con una pechuga de pollo perfectamente sellada. Cubra el pollo con parmesano rallado y tendrá una comida para morirse. Alternativamente, utilice pescado para reemplazar el pollo y disfrute de la nueva combinación.

Sésamo para la salud consciente:
Las semillas de sésamo son una excelente fuente de cobre y también una muy buena fuente de magnesio.

Las semillas de sésamo también tienen un alto contenido de calcio que promueve el crecimiento saludable del cuerpo y previene la osteoporosis.

Con grandes contenidos de fibra dietética, este ingrediente es un gran remedio para evitar el estreñimiento.

Sin olvidar que las semillas de sésamo se utilizan igualmente, no sólo en recetas de platos principales y entrantes, sino también en la elaboración de postres muy deliciosos. ¡Así que no se olvide de aprovechar esta pequeña y nutritiva maravilla!

GALLETAS DULCES BAJAS EN CARBOHIDRATOS

Resumen:

Una delicada mezcla de crémor tártaro y azúcar (usando un sustituto de azúcar para disfrutar del postre y evitar las calorías extras) esta exótica receta de galletas le cautivará por su exquisitez.

¡Confíe en mí!

Se le antojarán estas galletas bajas en carbohidratos y las elegirá sobre las galletas regulares de alto contenido en carbohidratos y grasas de venta libre.

Ingredientes:

- 1 y 1/2 cucharaditas de gelatina de fresa en polvo sin azúcar
- 1 taza de azúcar sustituta
- 6 claras de huevo
- 1/4 cucharadita de crémor tártaro
- 1/4 cucharadita de sal

Instrucciones:

1. Encienda el horno a 120 °C o 250 °F.
2. Use 2 bandejas grandes para hornear

galletas y cúbralas con papel de hornear.

3. En un tazón, mezcle la gelatina con el azúcar.

4. En un recipiente más grande batir las claras de huevo con una batidora eléctrica añadiendo el crémor tártaro y la sal.

5. Una vez que los huevos se puedan modelar en picos rígidos, añada lentamente la mezcla de gelatina y azúcar.

6. Agregue sólo una cucharada a la vez de la mezcla de gelatina y azúcar para asegurarse de que esté bien mezclada.

7. Con una cuchara grande, coloque en las bandejas de hornear pequeñas gotas de la mezcla de merengue.

8. Hornear durante aproximadamente 1hora y media.

9. Cocinar hasta que las galletas estén secas y endurecidas, asegurándose de no abrir el horno durante el período de cocción.

10. Cuando las galletas estén listas, apague el horno y abra la puerta.

11. Deje las galletas en el horno hasta que se enfríen.

12. Una vez enfriadas, retirar las galletas

de las bandejas y servir.

13. Las galletas que no se devoran inmediatamente deben almacenarse en un recipiente hermético.

Sugerencias   de   Presentación:

Para un sabor diferente en cada ocasión, trate de usar un sabor diferente de gelatina en polvo sin azúcar. También puede servir estas deliciosas galletas de merengue con fresas cortadas para acentuar el sabor.

Alternativamente, use diferentes frutas para obtener nuevos y fascinantes sabores.

La bondad de las fresas:
Las fresas NO contienen grasas saturadas ni grasas trans. Son ideales para la elaboración de postres; no sólo añaden el color y el sabor adicionales, sino que actúan como una fuente ideal de vitamina C.

Con un alto contenido de antioxidantes, las fresas ayudan a su cuerpo a combatir enfermedades y lo protegen de la baja inmunidad.

¡Las fresas también tienen una cantidad considerable de proteínas, calcio y hierro!

MONUMENTAL PAN DE CARNE

Resumen:

Elaborado con carne molida y kétchup, esta es la típica receta sacada directamente del libro de recetas de la abuela. ¡¡Una delicia para todos los amantes de la carne!

Esta receta seguro que entusiasmará a toda la familia con su toque clásico. ¡También es muy fácil de hacer!

Ingredientes:

- -700grs. de carne molida
- - 1 1/4 cucharadita de sal
- - 1 huevo
- - Una pizca de pimienta
- - 1 taza de pan rallado
- - 1/2 taza de leche
- - 1/3 taza dekétchup
- - 1 cucharada de cebolla en polvo

Instrucciones:

1. Encienda y caliente el horno a 175°C o 350°F.

2. Usando un molde de 20cm x 10cm,

engrase ligeramente y deje a un lado.

3. En un tazón grande, agregue la carne molida, el huevo, el pan rallado y la sal. Mezclar bien.

4. Luego vierta la leche y luego agregue el kétchup y la cebolla en polvo. Termine con una pizca de cebolla en polvo.

5. Poner la mezcla en la fuente preparada, haciéndola encajar a los lados de la misma.

6. Use el resto del kétchup para esparcirlo en la parte superior del pan.

7. Colocar en el horno durante 1 hora. Una vez cocido, retirar del horno y dejar reposar durante 5 minutos.

Sugerencias   *de*   *Presentación:*

Una comida deliciosa y fácil de preparar, trate de servir el pan de carne con un acompañamiento bajo en carbohidratos. Los espárragos al vapor o la coliflor asada hacen que esta comida sea completa.

También puede intentar combinarlo con los sabrosos manjares que hemos compartido con usted durante el transcurso de las recetas.

Alternativamente, prepare un poco de cuscús y sirva su carne sobre una cama de cuscús fresco y crujiente.

SABROSO REVUELTO DE SALCHICHAS DE LA TÍA SALLY

Resumen:

El favorito de los tejanos, esta receta de salchicha es increíblemente fácil y deliciosa. ¡Puede prepararlo después de un largo día de trabajo y darse un capricho!

La opción de la ricota baja en calorías lleva la receta a un nuevo nivel y añade un toque moderno a la receta clásica.

Ingredientes:

- 200grs. de salchicha para el desayuno (salchicha de cerdo americana)
- 1 1/2 tazas de papas ralladas
- 2 cucharadas de mantequilla
- 170grs de queso cheddar suave rallado
- 1/4 cucharada de cebolla en polvo
- 450grs de ricota
- 2 huevos grandes

Instrucciones:

1. Encienda y precaliente el horno a 190°C o 375°F.

2. Usando un molde cuadrado de 25 x 25 x 5 cm, cubra ligeramente todos los lados y el fondo con aceite en aerosol.

3. En una sartén honda, cocine la salchicha a fuego medio hasta que se dore uniformemente por fuera.

4. Una vez dorada, se retira la salchicha, se desmenuza y se aparta.

5. En la fuente cuadrada para hornear, mezcle las papas y la mantequilla y termine forrando los lados y el fondo de la sartén con la mezcla.

6. En otro recipiente mezcle la salchicha, el queso, la ricota, los huevos y la cebolla en polvo.

7. Una vez que esté bien mezclado, vierta la combinación de salchichas sobre la mezcla de papas.

8. Coloque la fuente en el horno y cocine durante 1 hora.

9. Retire el recipiente del horno y déjelo reposar durante 5 minutos antes de disfrutarlo.

Sugerencias de Presentación:

Este plato es una gran opción para un desayuno especial de cumpleaños o para las fiestas. Sirva con frutas frescas en rodajas y disfrute.

Alternativamente, use batatas en lugar de las papas normales para darle un nuevo toque. Use perejil o cilantro para decorar.

LA MEZCLA DE CHAMPIÑONES Y JUDÍAS VERDES DE MAMÁ

Resumen:

Mezclada con champiñones, esta sabrosa combinación de judías y zanahorias es una excelente solución rápida para las madres trabajadoras.

Otra receta clásica, esta le servirá para satisfacer sus antojos. Pruébelo con diferentes variedades de judías y disfrute de la receta clásica.

Ingredientes:

- 200 grs. de judías verdes frescas
- 2 zanahorias frescas
- 1 cebolla en rodajas
- 200 grs de champiñones frescos
- 1 cucharadita de sal
- 1/2 cucharadita de ajo en polvo

Instrucciones:

1. Cortar todas las judías verdes en trozos de varios tamaños.
2. Cortar las zanahorias en rodajas finas.
3. En una olla grande, hervir 2 tazas de

agua y luego agregar las judías y las zanahorias.

4. Cubrir la olla y cocinar las verduras hasta que estén firmes pero también tiernas.

5. En una sartén grande, derretir la mantequilla a fuego bajo o medio.

6. Saltear los champiñones añadiendo el ajo en polvo a la sartén.

7. Una vez que los champiñones estén casi tiernos, agregue los frijoles, las zanahorias y sazone con sal.

8. Vuelva a tapar la sartén y cocine por 5 minutos a fuego lento.

9. Retirar del fuego, dejar reposar un minuto y servir.

Sugerencias de Presentación:

Un delicioso plato vegetariano que mamá se enorgullece de compartir. Mamá dice que puedes usar aceite de oliva en vez de mantequilla para hacer este plato.

Como dije, agregue las diferentes variedades de judías y disfrute de los diferentes colores y sabores que traerá a su mesa.

Alternativamente, también puede utilizar diferentes tipos de champiñones y añadir diferentes colores y texturas a su receta.

Beneficios de incorporar las judías a su vida:

Usted tiene la opción de elegir entre una amplia variedad de judías que están disponibles en el mercado. Pruebe diferentes tipos y elija su favorito.

Los frijoles son una excelente alternativa al pan y la pasta. Son llenadoras y nutritivas. Con un alto contenido de fibra, las judías ofrecen un estilo de vida saludable.

Incluso después de que haya terminado con la dieta baja en carbohidratos y no quiera perder más peso, este sustancioso ingrediente en su receta le ayudará a seguir la dieta baja en carbohidratos y le ayudará a mantener su peso.

Los frijoles también son ricos en proteínas, razón por la cual son un ingrediente ideal en dietas ricas en proteínas.

APERITIVO DE CHAMPIÑONES

Resumen:

Un entrante ideal antes de un plato principal picante, esta receta es una de las más fáciles de preparar. ¡Se necesitan prácticamente quince minutos para cocinar!

Así que la próxima vez que sus hijos estén esperando comida en la mesa, haciendo su vida miserable, elija esta receta y hágala en 15 minutos.

Ingredientes:

- 12 champiñones frescos enteros
- 1 cucharada de aceite vegetal
- 1 cucharada de ajo picado
- 200grs de queso crema suave
- 1/4 taza de queso parmesano
- 1/4 cucharadita de pimienta

Instrucciones:

1. Calentar el horno a 175°C o 350°F.
2. Prepare los champiñones limpiándolos con una servilleta de papel húmeda, quitando el extremo duro del tallo y

cortando finamente el resto.

3. En una sartén grande, caliente el aceite a fuego medio y añada el ajo y los tallos. Saltear hasta que toda el agua se haya evaporado sin quemar el ajo.

4. Cuando la mezcla se haya enfriado, mezclar con el queso crema y el parmesano. Añada la pimienta al final.

5. Tome la mezcla y vierta un poco en cada tapón de champiñón.

6. Rocíe una bandeja para hornear con aceite en aerosol y coloque las tapas en ella.

7. Hornear durante 15 minutos.

Sugerencias   de   Presentación:

Si utiliza este increíble plato para una fiesta, hágalo con un día de anticipación. Preparar todo y luego cubra con un envoltorio apretado, coloque en el refrigerador hasta que esté listo para hornear.

Beneficios de los champiñones: Los hongos tienen selenio, que es excelente para la vejiga. ¿Sabía usted que los hongos producen vitamina D cuando se exponen a la luz solar?

¡Así es! ¡Igual que nosotros! La vitamina D ayuda a que el calcio se absorba en los huesos y previene la osteoporosis.

Es vital que usted tenga suficientes niveles de vitamina D en su cuerpo, si no la tiene, entonces necesita empezar a tomar suplementos o comer más alimentos, como champiñones, para nutrir su cuerpo con la cantidad requerida de vitamina D.

La deficiencia de vitamina D en su cuerpo puede hacer que la ingesta de calcio sea nula. En su lugar, el calcio comenzará a depositarse en su cuerpo en los lugares equivocados.

Los hongos también son una buena fuente de hierro. Lo más importante es que son muy bajos en calorías, lo que significa que son un ingrediente ideal en sus recetas bajas en carbohidratos.

FANTASMAGÓRICAS SEMILLAS DE CALABAZA

Resumen:

Una combinación única, esta nueva receta le permitirá saborear todo lo bueno de las semillas de calabaza y el ajo en polvo.

Una solución simple y rápida, esta increíble receta le permitirá explorar los diferentes sabores todos juntos.

La margarina es otro giro a esta receta, a diferencia del aceite; la margarina añade un pequeño giro a la receta clásica de semillas de calabaza.

Ingredientes:

- 1 1/2 cucharada de margarina
- 1/2 cucharadita de sal
- 1/8 cucharadita de ajo en polvo
- 2 cucharaditas de salsa Worcestershire
- 2 tazas de semillas de calabaza enteras

Instrucciones:

1. Caliente el horno a 135°C/275°F.
2. Mezcle todos los ingredientes y coloque la mezcla en una fuente para horno de

vidrio poco profunda.

3. Hornee durante una hora asegurándose de remover las semillas de vez en cuando.

4.   Retirar   y   disfrutar.

Sugerencias   de   Presentación:

Este es un increíble plato festivo bajo en carbohidratos para el otoño o para Halloween. Para un Halloween aún más saludable, use aceite de oliva en lugar de margarina. También puede usar salsa de soya en lugar de la salsa Worcestershire. El sabor será diferente, pero no menos bueno.

También puede intentar servir estas espeluznantes semillas de calabaza justo antes de la cena, como entrada, o usarlas como tentempié. Ya que son bajos en calorías y se le permiten dos refrigerios en la dieta baja en carbohidratos que está siguiendo, ¡esto puede ser un gran refrigerio!

Los numerosos beneficios de las semillas de calabaza:

Las semillas de calabaza son uno de los alimentos más saludables. Ricas en minerales como el zinc, la OMS recomienda una ingesta regular de las nutritivas semillas de calabaza.

Las semillas de calabaza no sólo nos proporcionan vitamina E, sino que también nos proporcionan vitamina E en una amplia diversidad de formas. Es beneficioso tomar una amplia variedad de vitamina E, en lugar de tomar sólo una.

¿Sabía usted que el tiempo recomendado para tostar las semillas de calabaza no es más de 20 minutos? Por lo tanto, si las tuesta durante más tiempo del recomendado, es posible que deje de consumir los mejores beneficios del producto.

SALSA DE TOMATE QUE SEDUCE EL ESTÓMAGO

Resumen:

¿Ha estado pensando en hacer su propia pasta en casa? ¿Está cansado de comprar salsa en la tienda? ¡Entonces tiene que probar esta receta!

Con una cantidad controlada de calorías, a diferencia de las botellas de salsa que se encuentran en las tiendas, esta sencilla receta le ayudará a crear una salsa saludable, ¡ideal para acompañar sus comidas!

Ingredientes:

- 2 tomates frescos finamente picados
- 1/2 taza de cebolla picada
- 5 chiles serranos picados
- 1/2 taza de cilantro picado
- 1 cucharadita de sal
- 2 cucharaditas de jugo de limón

Instrucciones:

1. Simplemente mezcle todos los ingredientes en un tazón grande y deje

reposar en el refrigerador por una hora
antes de usar.

Sugerencias   de   Presentación:

Esta salsa con trozos puede ser modificada para aquellos que prefieren una salsa más suave. Simplemente mezcle los ingredientes hasta que no queden más trozos.

Alternativamente, puede agregar una variedad diferente de pimientos en su salsa, sólo asegúrese de cortarlos en pedacitos.

¡Sírvala con sus comidas favoritas y disfrute!

HUMMUS DE TARAREO FELIZ

Resumen:

Famosa entre los árabes, esta receta tradicional de humus se hace con garbanzos para darle un toque moderno.

Un clásico favorito con el pan de pita, esta receta ofrece una textura excepcionalmente suave. Es muy famosa por comerse con el pollo asado árabe.

Si sigue una dieta baja en carbohidratos, es posible que desee saltarse el pan de pita e ir con un acompañamiento de verduras mixtas con pollo asado.

Ingredientes:

- 1 diente de ajo
- 500grs o 1 lata de garbanzos
- 4 cdas. de jugo de limón
- 2 cucharadas de tahini (pasta de sésamo)
- 1 cucharadita de sal
- 1 cda. de aceite de oliva

Instrucciones:

1. Agregue a la trituradora el ajo picado y

los garbanzos, dejando una cucharada pequeña para completar el plato más tarde.

2. Agregue el jugo de limón, el tahini y la sal. Mezclar hasta que la mezcla esté cremosa.

3. Vierta la mezcla en un recipiente decorativo para servir.

4. Vierta un poco de aceite de oliva encima y use la cucharada pequeña de garbanzos para adornar.

Sugerencias de Presentación:

Sirva este plato con pan de pita bajo en carbohidratos, ¡hace que este Humus le haga tararear!
 Como dije antes, sírvalo con pollo asado y le fascinará el humus hecho en casa.

Garbanzos para los que siguen una dieta baja en carbs: Los garbanzos han demostrado ser el ingrediente favorito para aquellos que buscan perder peso. Los estudios han demostrado que los individuos estaban más satisfechos con su comida cuando se incluían los garbanzos en la receta.

Estos granos tienen un alto contenido de fibra, por lo que le hacen sentir más lleno durante más tiempo. Ayudan a frenar el antojo que se siente entre las comidas.

Más importante aún, los garbanzos también tienen un alto contenido de folato. El folato es soluble en agua, por lo que no se adhiere a su cuerpo.

PANQUEQUES DE COCO

Resumen

Los panqueques de coco son una excelente delicia para las papilas gustativas. Con el aroma calmante del coco, esta receta es una buena merienda tanto para los niños como para los adultos.

La receta también utiliza el plátano, una combinación diferente que no hemos visto en el libro.

Si está dispuesto a probar algo nuevo, ¡esta es la receta para usted!

Ingredientes:

- 2 huevos grandes
- 3 cucharadas de leche de coco entera
- 1/2 plátano maduro triturado (aproximadamente 2 cucharadas)
- 1/2 cucharadita de vinagre de manzana
- 1/2 cucharadita de extracto de vainilla
- 1 1/2 cucharadas de harina de coco orgánica [el autor recomienda la marca Bob's Red Mill]
- 1/2 cucharadita de canela

- 1/4 cucharadita de bicarbonato de sodio
- 1 pizca de sal
- aceite de coco (para freír)
Instrucciones:

Mezcle los huevos, la leche de coco, el puré de plátano, el vinagre de manzana, el extracto de vainilla y el resto de los ingredientes. Poner un poco de mantequilla en una sartén y añadir una cucharada de la mezcla. Dejar cocer unos 30 segundos de cada lado.

Sugerencias de Presentación:
Asegúrese de aumentar el atractivo colocando los panqueques en un plato decorativo.

¡No se olvide de decorar los panqueques con algún ingrediente de su elección!

Ya que estamos usando plátano en este caso, ¡cortar algunos trozos de plátano y cubrirlos con eso! ¡Bon Appetite!

El   coco   y   la   salud:
El coco ha demostrado ser un ingrediente muy común en los hogares; cómalo crudo, bébalo o prepare recetas como ésta, ¡el coco, con todos sus beneficios para la salud, es una elección perfecta!

 Muy ricos en vitamina A, los cocos son muy buenos para los ojos. También se utilizan para estimular el crecimiento del cabello y las uñas, razón por la cual se utilizan como un ingrediente eficaz en diferentes gamas de champús, aceites capilares   y   productos   faciales.

REVUELTO TEJANO

Resumen:

La deliciosa receta utiliza las muy sanas espinacas para que el plato destaque.
 Una receta fácil y sencilla que es perfecta para el desayuno y el brunch. Puede hacer uso de su propia salsa casera en esta receta, si no quiere la marca de salsa que se   menciona.

Ingredientes:

- 5 huevos
- 2 cucharadas de agua
- 1/8 taza de pimiento verde picado
- 1/8 taza de cebolla morada picada
- 2 tomates cherry, cortados en cubitos
- 1/2 taza de espinacas congeladas, descongeladas y escurridas
- 5 rebanadas de pimiento jalapeño, picado
- 1 rebanada de queso con pimienta (o cheddar)
- 2 cucharadas de salsa marca Pace

Instrucciones:

Use una sartén o cacerola a fuego medio y agregue un poco de aceite. Mezclar todos los ingredientes (excepto el queso) y añadirlos. Añadir el queso cuando el resto haya alcanzado la consistencia deseada. Apague el fuego y déjelo reposar durante 3 minutos. Puede agregar un poco de salsa y tocino.

Sugerencias de Presentación: Asegúrese de que se vea presentable. El hermoso color verde debe ser utilizado con eficacia y servir en una cubertería blanca agradable.

Para dar un aspecto fresco, esparza hojas de perejil por encima.

Las espinacas dan fuerza: ¿Alguna vez vio Popeye? ¿Qué piensa que hacían las espinacas? Así es, le daban fuerza. Es exactamente lo que las espinacas harán por usted.

Como todas las verduras verdes, las espinacas son muy ricas en vitaminas y minerales que ayudan al crecimiento del cuerpo y aumentan el nivel de inmunidad.

Los antioxidantes que se encuentran en las espinacas ayudan al cuerpo a combatir el crecimiento canceroso, permitiendo así un crecimiento saludable.

La espinaca es altamente recomendada en las dosis apropiadas semanalmente.

ENSALADA DE POLLO

Resumen:

La receta tradicional del pollo es un deleite bajo en calorías que hará que se le haga agua la boca.

Una receta fácil, buena para cualquier día, ¡usa huevos, pollo y queso! Llena de nutrición, esta ensalada es un excelente ejemplo de una dieta baja en carbohidratos.

Combina bien con cualquier plato principal, ¡también es un entrante ideal!

Ingredientes:

- 1 pechuga de pollo deshuesada, a la plancha
- 110grs de lechuga picada, aproximadamente 2 tazas
- 1/2 tomate pequeño
- 15grs de queso suizo, en juliana
- 1-2 trozos de tocino crujiente, desmenuzado
- 1/2 huevo duro, cortado por la mitad
- 2 cucharadas de aderezo ranchero

- Una pizca de pimienta
- Una pizca de perejil fresco picado, opcional

Instrucciones:

Primero, ase el pollo a la parrilla y luego córtelo o rebánelo como desee. Cubrir el plato con lechuga y poner encima el pollo y el resto de los ingredientes (después de cortarlos en trozos pequeños). Opcional: sazone con sal/especias o exprima el jugo de un limón.

Sugerencias de Presentación:

Usted no necesita hacer mucho esfuerzo para preparar esta receta. Sólo use un tazón blanco y sírvalo. Se terminará incluso antes de que se sirva.

También puede agregar croutones a la receta para la familia. Dado que usted está en una dieta baja en carbohidratos, es posible que desee evitarlo, pero su familia definitivamente se merece unas cuantas piezas.

Huevos   para   su   salud:

Este artículo básico de aves de corral es una parte regular de nuestra compra. Pero, ¿cuántos de nosotros usamos la cantidad recomendada de este alimento reforzado con proteínas?

No muchas personas consumen la cantidad necesaria de huevos en su dieta. Los huevos están llenos de proteínas y estimulan el crecimiento en el cuerpo.

Aquellos que luchan con el colesterol alto se recomienda que sólo usen la parte blanca del huevo. ¿Sabía que el 90% del colesterol del huevo está en la yema?

Así que la próxima vez que vaya de compras al supermercado, elija algunos huevos y disfrute de todos los beneficios de   este   alimento.

ENSALADA DE CAMARONES Y PALTA

Resumen:

Otra ensalada hecha con la suave textura del aguacate, esta receta utiliza camarones por todas sus saludables razones.

Una receta increíblemente fácil que se

puede utilizar como entrante perfecto para el plato principal que servirá pescado.

Ingredientes:

- condimentos a elección
- 500grs de camarones cocidos
- 2 aguacates maduros
- 4 tazas de lechuga o verduras verdes

Instrucciones:

Vierta el aderezo sobre los camarones. Mezclar. Cubrir y refrigerar durante al menos 1 hora. Mientras tanto, asegúrese de lavar y secar la lechuga. Cubra el/los plato(s) con ella(s). Cortar el aguacate en trozos pequeños y esparcirlo sobre la lechuga. Ahora agregue el camarón y el aderezo   encima.

Sugerencias   de   Presentación: Otra ensalada que puede ser la más simple, pero que de todos modos logrará lucir hermosa. Con una gran variedad de colores, esta receta no requiere una decoración extravagante para que luzca exquisita.

También puede probar diferentes variaciones con diferentes tipos de carne. ¡Utilice pescado si lo desea y cree algo diferente!

Beneficios para la salud de los camarones:

Se recomienda comer camarones al menos cada dos semanas. Así que si aún no los ha incorporado a sus menús, puede que quiera empezar ahora.

Fácil de cocinar y aún más fácil de comer, es un alimento ideal para niños y adultos. Con una alta cantidad de antioxidantes y nutrientes antiinflamatorios, los camarones ayudan al cuerpo a desarrollar anticuerpos para combatir las infecciones en el cuerpo.

También contiene un 52% de proteínas y un 31% de yodo, lo que lo hace especialmente saludable para los niños.

Vida baja en carbohidratos para siempre

Una dieta baja en carbohidratos puede reducir los niveles de energía y puede ser difícil mantenerla; algunas personas pueden tener dificultades para adaptarse, mientras que otras no. El truco es saber cómo usar sustitutos para los alimentos ricos en carbohidratos.

De acuerdo con la Pirámide Alimenticia del Departamento de Agricultura de los Estados Unidos, los alimentos se consideran ricos en carbohidratos cuando contienen entre el 50% y el 70% de sus calorías procedentes de los carbohidratos y bajos cuando el porcentaje oscila entre el 25% y el 39%.

En cuanto a la primera fase de la dieta Atkins, la ingesta diaria de hidratos de carbono no debe ser superior a 20 gramos al día. Cuanto menor es el porcentaje de carbohidratos, mayor es el porcentaje de proteínas y grasas.

Es muy importante hacer un seguimiento de la ingesta diaria de carbohidratos cuando se sigue una dieta de este tipo.

Esta tarea no tiene por qué ser difícil. Existen aplicaciones móviles que ayudan a los usuarios a hacer un seguimiento de su consumo de carbohidratos.

Algunas de estas aplicaciones hacen casi toda la tarea relevante para que la dieta tenga éxito, como contar los carbohidratos junto con otros nutrientes cada día, convirtiéndolo en una rutina.

En primer lugar, establezca metas y objetivos que sean claros y detallados. No coma carbohidratos "blancos" que contengan muchos carbs simples y azúcares como pan, cereales y pasta.

Una persona que hace dieta debe aprender a hacer variaciones de las combinaciones dentro de las comidas o, mejor aún, comer las mismas comidas para estar familiarizado con los porcentajes de carbohidratos de cada comida. Mezcle y combine con los alimentos permitidos.

Vivir una vida baja en carbohidratos no se logra con un simple chasquido de los dedos. La parte importante de las dietas bajas en carbohidratos es concentrarse en el objetivo principal que se ha fijado y trabajar para lograrlo.

Usted puede decidir cambiar la dieta baja en carbohidratos por otra dieta, pero si la pérdida de peso es su objetivo, la dieta baja en carbohidratos es la mejor y más rápida manera de alcanzarlo.

La dieta baja en carbohidratos se convierte en un estilo de vida para la mayoría de las personas que hacen dieta. Tan pronto como los alimentos permitidos y no permitidos son internalizados, todos los alimentos tienen un sabor mucho mejor y más saludable.

Disfrute de este tipo de dieta buscando recetas más nutritivas y sabrosas. Hay muchas cosas que aprender en la web que entretienen a cualquier persona con una dieta baja en carbohidratos.

Hay maneras de cómo usar los suplementos en una dieta baja en carbohidratos. Los mejores tipos son siempre los suplementos naturales que contienen nutrientes como vitaminas, aminoácidos y hierbas como niacina, aceite de pescado y glutamina.

Hay productos que llevan la etiqueta "bajo en carbohidratos", pero lo importante es saber que no todos estos productos realmente contienen un bajo número de carbohidratos porque, como se mencionó en el capítulo anterior, no existe una definición legal de "bajo en carbohidratos".

Como consumidor, usted tiene la opción de revisar los datos nutricionales indicados en el envase del producto para asegurarse de que es el adecuado para usted.

Conclusión

Lo ha conseguido. Gracias por descargar y leer este libro hasta el final.

Espero haber podido ayudarle con mi experiencia y que este libro haya sido una buena inversión de su tiempo y dinero. Le recomiendo que lo relea en el futuro.

Bueno, el siguiente paso es empezar a implementar las sugerencias que he dado en este libro para que usted pueda disfrutar de una vida mucho más satisfactoria y plena.

Estoy seguro de que ha obtenido muchísimo de este libro. Si es así, le agradecería mucho que se tomara un minuto para compartir sus ideas y publicar una reseña.

¡Gracias y Buena suerte!

Parte 2

Introducción

Se podría pensar que una dieta baja en carbohidratos y grasas es la forma de conseguir bajar de peso y lograr un estilo de vida saludable, pero este no es necesariamente el caso. Los principales macronutrientes en los alimentos que consumimos contienen proteínas, carbohidratos y grasas, pero es el tipo y cuánto consumes de cada uno lo que hace la diferencia. Las proteínas se encuentran principalmente en animales y sus subproductos, pero es importante elegir productos magros. Los productos magros conteniendo proteínas se pueden encontrar en el atún, salmón, pollo, pavo y huevos. También se pueden encontrar en menores cantidades en nueces, legumbres, frijoles y productos de hojas verdes. Es considerado a menudo en las comunidades que buscan un buen estado físico, que mientras más proteínas consumes, tus músculos se volverán más fuertes y magros, pero esto no puede estar más alejado de la verdad. Por ejemplo, investigaciones han demostrado que comer más de 30g. de proteína por porción, no significa que tu cuerpo va a utilizarlas y que el exceso que no puede digerirse, va a ser almacenado como energía no utilizada, en forma de grasa. Lo mismo ocurre con los carbohidratos y grasas, pero va a depender de tu talla y genética, para ser más específico. Las proteínas son esenciales para el crecimiento de los músculos y ciertamente contribuyen a lograr tu delgadez, al brindarte una sensación de saciedad. Además, como sólo consumes entre 20-30g. de proteínas por porción, para ingerir la suficiente cantidad de acuerdo a tu contextura, es buena idea comer pequeñas porciones durante el día. Esto además puede ayudar a estabilizar tu metabolismo y mantener altos tus niveles de energía durante todo el día.

Los carbohidratos son engañosos, es realmente importante que te instruyas en este aspecto porque, cuando la gente piensa en perder peso, tiende a eliminar los carbohidratos y esto es peligroso, porque los carbohidratos son nuestra principal fuente de energía. El azúcar o el término más técnico "glucosa" es nuestra principal fuente de energía que es liberada en el torrente sanguíneo para luego ser usada. Los carbohidratos son almacenados en forma de glucógeno dentro de los músculos e hígado y dependiendo del tipo de carbohidrato que consumas, determinará cuán rápido la energía es liberada y es desintegrada en forma de glucosa. Ahora que comprendes que no todos los carbohidratos son iguales, es aconsejable que aprendas a separar los buenos de los malos y cuándo es apropiado utilizar ambos tipos.

Hay dos tipos de carbohidratos: "simples" y "complejos". Los carbohidratos simples son formados principalmente por azúcares de liberación rápida,; al poseer este componente se convertirán en glucosa muy rápido y si esa energía no es utilizada, será almacenada en forma de grasa. Se encuentran principalmente en alimentos que contienen almidón como las papas blancas, pastas blancas, como fideos, arroz blanco y pan blanco. Puedes observar que hay una gran cantidad de carbohidratos simples y esto es debido a la rapidez con que son digeridos y liberados como energía. El problema es que si no ejercitas antes de consumir carbohidratos simples, a largo plazo estos pueden contribuir a aumentar de peso. Coincidimos que se necesita una gran cantidad de carbohidratos simples para sentir sensación de saciedad, esto es debido al proceso de digestión rápida y es también la razón de por qué muchas personas que consumen un exceso de azúcares simples a diario tienen un alto riesgo de sufrir de diabetes.

Aunque los carbohidratos simples no son recomendables para perder peso ni para aumentar tus niveles de energía, pueden ser muy bien utilizados después del ejercicio, hasta dos horas después. Esto es para ayudar al crecimiento, reparación y recuperación de los tejidos y células musculares, y para reponer el glucógeno de los músculos, almacenado como energía.

Por eso, es muy importante consumir carbohidratos complejos, 1 o 2 horas antes del ejercicio, para que los músculos e hígado tengan suficiente almacenamiento de energía para potenciar tu ejercicio. Esta es la razón de por qué una dieta predominantemente basada en carbohidratos simples, no beneficiará tus niveles de energía o ejercicio, debido a la rapidez en que las reservas de glucógeno se convierten en glucosa y son liberadas en el torrente sanguíneo como energía almacenada. Si no posees reservas de glucógeno, no tendrás suficiente energía para ayudarte a quemar el exceso de grasa que posees. La forma más fácil de diferenciar los carbohidratos complejos de los simples, es recordar que los carbohidratos simples son principalmente blancos y los complejos son generalmente negros. Los carbohidratos complejos están principalmente compuestos de alimentos integrales como trigo integral. Estos contienen mucha fibra que demora mucho tiempo en digerirse. Por lo tanto, el proceso de desintegración del glucógeno , el proceso de transformación en glucosa y la liberación al torrente sanguíneo para ser usada como energía, demorarán más tiempo. Por eso, es mejor consumir especialmente carbohidratos complejos, si buscas aumentar tus niveles de energía y perder peso, porque te mantendrán con sensación de saciedad durante más tiempo y evitarás consumir alimentos poco sanos. Las fibras se liberan lentamente, son buenas para tu intestino y lo mejor de todo te ayudan a liberar energía lentamente , por lo tanto al consumir una dieta que contenga principalmente carbohidratos complejos, te aseguras de conseguir una liberación gradual de energía durante todo el día. Los carbohidratos complejos se encuentran en pastas integrales, arroz integral, pan integral, batatas y aún en guisantes y legumbres

Tan importante como los carbohidratos son las grasas. Las grasas son esenciales para nosotros y las necesitamos por varias razones. Una pequeña cantidad de grasas insaturadas son vitales para tu salud, ya que ayudan a tu cuerpo a absorber grasas, vitaminas solubles como las vitaminas A, E y D, que sólo pueden ser absorbidas con la ayuda de otras grasas. También, usamos las grasas como fuente de energía, pero es importante notar que tu cuerpo siempre buscará usar carbohidratos como su fuente principal de energía primero, y cuando las reservas de glucógeno se vean reducidas, el cuerpo comenzará a usar grasas como fuente de energía. Si eres un levantador de pesas o físico culturista, entonces tu principal fuente de energía serán los carbohidratos, teniendo en cuenta que la mayoría de las sesiones duran alrededor de 60 minutos. Ahora si observas a un corredor de larga distancia, estarán ejercitando entre 1-3 horas, entonces lo que ocurre es que su cuerpo usa las reservas de glucógeno primero y a medida que transcurre el tiempo, comienzan a usar las reservas de grasa.

No es recomendable ejercitarse con el estómago vacío, porque tu cuerpo no buscará las reservas de grasa, no funciona de esa manera, tu cuerpo comenzará a forzar los tejidos de los músculos para obtener energía y esto provocará fatiga severa. Los tipos de grasas que debes evitar son las grasas saturadas. Demasiadas grasas saturadas pueden contribuir a tener colesterol alto lo que incrementa el riesgo de enfermedades coronarias, embolias y enfermedades cardiovasculares. Es recomendable que no consumas más de 30g. de grasas saturadas al día. Las grasas saturadas se encuentran predominantemente en las carnes animales, manteca, margarina, crema, salchichas, tocino, chocolate y galletas. Cuando buscas cuántos de los macronutrientes debes consumir en tu dieta, un plato de buena comida debe incluir 50% de carbohidratos, 35 % de proteínas y 15% de grasas. Esto significa que la mitad de tu plato debe contener carbohidratos complejos, los cuales son nuestra principal fuente de energía, más de un cuarto del plato debe contener proteínas que cumplen muchos roles, entre ellos, el hacerte sentir saciado y una pequeña cantidad de grasas insaturadas que es esencial.

RECETAS

1-BATIDO DE DURAZNOS Y CREMA (2 porciones)

INGREDIENTES:

- ½ lata de duraznos
- 200ml.de leche descremada
- 100ml. de yogur Griego congelado
- ¼ de queso crema
- ¼ de taza de avena
- 1 cucharadita de ralladura de limón
- 2 cucharadas de semillas de chía

BENEFICIOS NUTRICIONALES

El yogur griego, la leche descremada y el queso descremado contienen muchas proteínas de liberación rápida, calcio y hacen maravillas en el sistema inmune. Trata de asegurarte que el almíbar de los duraznos sea bajo en azúcar. La avena y las semillas de chía también contienen una cantidad considerable de proteínas, además de un contenido alto en fibras para provocar una liberación de energía lenta. La ralladura de limón agrega un toque ácido a esta receta y contiene propiedades antioxidantes que ayudan a potenciar el sistema inmune.

VALORES NUTRICIONALES
Proteínas- 35g. / 17.5g. por porción
Carbohidratos- 63.7g. / 31.8g. por porción
Grasas – 10.9g. / 5.4g. por porción
Kilocalorías totales- 492.9 Kcals. /246.4 Kcals.

2-BATIDO TUTTI-FRUTTI (2 Porciones)

Ingredientes
- 1 taza de ananá fresca
- ¼ de taza de arándanos
- 200ml. de jugo de granada
- 150ml. de yogur Griego congelado
- 2 cucharadas semillas de lino

BENEFICIOS NUTRICIONALES

Este batido sirve como un aperitivo para potenciar tus niveles de energía sin aumentar tus niveles de azúcar en sangre y posee muchos antioxidantes que potencian tu sistema inmune y proveen reservas para cuando las necesitas. Las semillas de lino poseen proteínas de calidad, además de fibra y ácidos grasos con omega 3; el ananá, el jugo de granada y los arándanos son una fuente de fibra, vitamina C, antioxidantes y fructosa, lo que te brinda una inyección de energía, sin afectar tus niveles de glucosa. El yogur griego es una gran fuente de proteínas de liberación lenta y contiene mucho calcio.

VALORES NUTRICIONALES

Proteínas- 16.8g./ 8.4g. por porción

Carbohidratos- 61.1g./ 30.5g. por porción
Grasas- 9.8g. / 4.9g. por porción
**Kilocalorías- 399.8 Kcals. / 199.9 Kcals.
por porción**

3-SOPADE LENTEJAS Y BATATA ESTILO DE MARRUECOS(3 Porciones)

Ingredientes

- 200g. de lentejas verdes (sin cocinar)
- 200g. de guisantes de jardín
- media batata mediana (150g.)
- ¼ taza de agua
- ½ cebolla blanca (en rodajas finas)
- 1 medio tomate (en cubos)
- 2 cucharadas de perejil
- 2 cucharadas de salsa de tomate
- 2 dientes de ajo (en rodajas finas)
- 1 cucharada de cúrcuma
- 1 cucharada de sal
- ½ cucharada de pimienta
- ½ cucharada de polvo de chile rojo
- 500ml. de agua

Método de preparación

Colocar los tomates, ajo, salsa de tomate, sal, pimienta, cebolla y cúrcuma en una cacerola antiadherente con ¼ de taza de agua y cocinar a fuego bajo durante 5-7 minutos- revolviendo ocasionalmente. Luego, agregar las lentejas, guisantes y 500ml. de agua, mezclar y dejar hervir a fuego medio por 30 minutos o hasta que la mezcla tenga una consistencia espesa. Después de 20 minutos, agregar el perejil. Cuando la preparación se haya espesado, agregar el chile y dejar reposar durante 2 minutos antes de servir.Mientras tanto, precalentar el horno a 220 grados, pisarlas papas varias veces e introducirlas en el microondas a potencia máxima por 10 minutos y luego colocar en el horno por otros 20 minutos. Cuando su plato esté listo, servir la sopa de lentejas en un bol grande y las papas en una fuente aparte.

VALORES NUTRICIONALES
Proteínas: 26.8g./ 8.9g. por porción
Carbohidratos: 80.1g. / 26.7g. por porción
Grasas: 2.5g. / 0.8g. por porción
Total de kilocalorías 450.1 Kcals./ 150 Kcals por porción

4-TORTILLAS MEXICANAS DE ALTAS PROTEÍNASESTILO VEGANO(7 Porciones)

Ingredientes

- 400g. de tiras de pollo Quorn
- 100g. de tofu (cortado en tiras)
- 400g. de porotos negros (1 lata en agua)
- 150g. de arroz integral
- 100g. de espinaca (congelada)
- 100g. de hongos (en rodajas)
- 56g. de queso de soja
- 7 tortillas integrales
- 340g. de salsa enchilada de chile verde (1 lata)

Método de preparación

Lavar muy bien los porotos negros para evitar que produzcan gases. Cocinartodos los ingredientes anteriores,(excepto la salsa enchilada, queso de soja y tortillas), de acuerdo a las instrucciones de cada paquete. Una vez que todo esté listo, colocar las 7 tortillas en una fuente grande y cocinar en microondas durante 30-40 segundos a potencia máxima. Luego envolver las tortillas a lo largo, colocar en una fuente de horno, una al lado de la otra. Verter la salsa enchilada sobre las tortillas, desde arriba hacia abajo. Gratinar el queso de soja por encima y colocar en el horno a 190° C. por 20 minutos o hasta que estén crocantes. Servir inmediatamente.

VALORES NUTRICIONALES

Proteínas:132g. /18.9g. por porción

Carbohidratos: 246.2g./ 35.2g. por porción

Grasas: 31.5g. / 4.5g. por porción

Kilocalorías totales- 1796.4 Kcals. /256.9 Kcals.

5- HAMBURGUESAS DE SOJA VEGANAS

Ingredientes

- 4 panes de trigo integral
- 2 cucharadas de aceite de oliva extra virgen
- 75g. de migas de soja
- ¾ taza de agua
- 1 cucharada de chile rojo en polvo
- 1 cucharada de sal marina
- ½ taza de migas de pan
- 5 hongos (en rodajas)
- ½ taza de pimiento rojo (en cubos)
- ¼ de taza de hojas de coriandro frescas
- 3 pimientos jalapeños (en rodajas finas)
- 1 taza de arroz batido / 3cucharadas de arroz aplanado rojo
- 1 huevo entero grande
- 4 cucharadas de queso crema de soja
- 1 tomate grande
- 4 cucharadas de mostaza
- 100g. de hojas de espinaca frescas

Método de preparación

Colocar las migas de soja en un bol grande y agregar el ¼ de taza de agua, dejar remojar durante 5 minutos o hasta que toda el agua se haya absorbido. Una vez que se haya absorbido, mezclar y agregar las migas de pan- mezclar con un tenedor otra vez. Luego agregar los hongos, pimientos en cubos, hojas de coriandro, pimientos jalapeños, mezcla de arroz, sal y chile rojo en polvo. Combinar todos los ingredientes y mezclar bien, antes de agregar el huevo- mezclar otra vez (usar semillas de lino y agua para reemplazar el huevo si eres vegano). Con los ingredientes combinados, hacer 4 hamburguesas y colocarlas una al lado de la otra. Colocar una sartén a fuego medio, agregar una cucharada de aceite de oliva y esperar 2 minutos para calentar la sartén. Agregar una hamburguesa a la vez, presionar la preparación para asegurarse de que las hamburguesas tengan una superficie plana- dejar cocinar durante3-4 minutos o hasta que un lado se cocine, luego darlas vuelta y cocinar durante otros 3-4 minutos. Una vez cocinadas, rebanar los panes a la mitad y colocarlos en la sartén hacia abajo para tostarlos levemente- 1-2 minutos. (Agregar otra cucharada de aceite de oliva después de la 2da hamburguesa) Untar con una cucharada de queso crema de soja en una de las partes del pan y 1 cucharada de mostaza en la otra mitad. Agregar la hamburguesa entre las dos mitades, además de hojas de espinaca fresca y 2 rebanadas de tomate. Celestial!

VALORES NUTRICIONALES

Proteína:99.7g./ 24.9g. por porción

Carbohidratos: 184.5g. / 46.1g. por porción

Grasas: 61.1g. /15.3g. por porción

Kilocalorías totales1686.7 Kcals / 345.2Kcals

6-BATIDO DE FRUTAS ABUNDANTE (2 PORCIONES)

Ingredientes

- 1 taza de ananá fresca
- ¼ de taza de arándanos
- 200ml. de jugo de granada
- 150ml. yogur de soja helado
- 2cucharadas de semillas de lino

Beneficios nutricionales

Este batido es un gran aperitivo para potenciar tus niveles de energía, sin aumentar el azúcar en sangre y está lleno de antioxidantes que protegen tu sistema inmune y proveen de reservas cundo las necesitas. Las semillas de lino brindan proteínas de calidad, además de fibra y ácidos grasos omega 3; el ananá, jugo de granada y arándanos son una fuente de energía, vitamina C, antioxidantes y fructosa , lo que te da una inyección de energía, sin afectar tus niveles de glucosa. El yogur de soja es una gran fuente de proteínas de liberación lenta y contiene mucho calcio.

Valores nutricionales

Proteínas – 16.8g. / 8.4g. por porción
Carbohidratos- 61.1g. / 30.5g. por porción
Grasas- 9.8g. / 4.9g. por porción
Kilocalorías totales: 399.8 Kcals. / 199.9 Kcals.

7- BATIDO DE LIMÓN Y LIMA CON UN TOQUE   AMARGO

Ingredientes

- ¼ de jugo de limón
- 1 cucharada de ralladura de limón
- ¼ de jugo de lima
- 1 cucharada de ralladura de lima
- 250ml. de yogur de soja sabor vainilla helado
- 250ml. de leche de coco
- 1 cucharada de almíbar de arce
- 2 cucharadas de semillas de lino

Beneficios nutricionales

Las ralladuras de limón y de lima tienen poderosas propiedades antioxidantes que protegen tu sistema inmune y agregan un toque dulce y ácido a cualquier postre. Los jugos de limón o de lima contienen mucha vitamina C , la cual es genial para la absorción de hierro, también potencian el sistema inmune al contener muchas propiedades antioxidantes. Las semillas de lino son consideradas como uno de los alimentos más poderosos ya que contienen nutrientes energizantes, incluyendo fibras, proteínas y ácidos grasos saludables. Te pueden ayudar a bajar tu presión arterial, reducir el colesterol y reducir la inflamación. La leche de coco es baja en grasa comparada con la leche vacuna, contiene mucho calcio que ayuda a mantener tus huesos fuertes. El yogur de soja contiene también mucho calcio y una cantidad considerable de proteínas digestivas con liberación lenta.

VALORES NUTRICIONALES

Proteínas- 15g.

Carbohidratos- 32.9g.

Grasas- 19g.

Kilocalorías totales 362.6 Kcals.

8- CURRY DE GARBANZOS Y LENTEJAS

(8PORCIONES)

Ingredientes

- 2 cucharadas de polvo de curry
- 1 cucharada de coriandro
- 1 cucharada de comino
- 1 cucharada de polvo de chile
- 3 cucharadas de aceite de oliva extra virgen
- 3 diente de ajo (en rodajas finas)
- 1 cebolla blanca mediana (en rodajas finas)
- ½ jugo de limón
- ½ jugo de lima
- 100ml. de leche de coco
- 1 lata de tomates orgánicos (400g.)
- 400g. de garbanzos (en agua)
- 200gr. de lentejas verdes (sin cocinar)
- 600gr. de arroz blanco (grano largo, sin cocinar)
- 1 cubo de caldo de pollo orgánico
- 500ml. de agua para el caldo
- ½ litro de agua para el arroz

Método de preparación

Lavar cuidadosamente los garbanzos y

lentejas y dejar reposar preferentemente más de 24 horas. Calentar una sartén grande a fuego medio y agregar el aceite de oliva- dejar durante 2 minutos y agregar el ajo y la cebolla. Cocinar hasta que la cebolla esté transparente. Mientras tanto, disolver un cubo de caldo de pollo en 500ml. de agua hirviendo. Una vez que las cebollas estén transparentes, agregar las lentejas y freír durante 1-2 minutos antes de agregar el caldo de pollo y todos los condimentos. Agregar el caldo de a poco, sólo para cubrir las lentejas- mantener el fuego mediano-fuerte. Una vez que todo el caldo se haya absorbido, agregar los garbanzosy una lata de tomates y dejar hervir a fuego bajo durante 25-30 minutos revolviendo ocasionalmente. En los últimos 20 minutos, agregar el arroz y ½ litro de agua a otra cacerola y hervir a fuego medio-alto.

Valores nutricionales

Proteínas- 62.9g. / 7.9g. por porción

Carbohidratos- 334.5g. /41.8g. por porción

Grasas- 54.4g. / 6.9g. por porción

Kilocalorías totales- 2079.2 Kcal. / 259.9 Kcal. por porción

9-TORTILLA MEJICANA RELLENA DE FRIJOLES

(4 TORTILLAS)
Ingredientes

- 200g. de alubias rojas en lata (en agua)
- 200g. de alubias cocidas en lata reducidas en sal y azúcar
- 200g. de mezcla de frijoles (en agua)
- 4 tortillas mejicanas
- 2 puñados de hojas de ensalada
- 100g. de pimientos mezclados (en cubos)
- 1 cucharada de ajo en polvo
- 1 cucharada de páprika

Método de preparación

Comenzar lavando muy bien las alubias rojas y la mezcla de frijoles y después agregar en una sartén mediana junto con las alubias cocinadas en salsa de tomate y agregar los condimentos. Cocinar a fuego bajo hasta que hierva y cuando hierva seguir cocinando a fuego lento por 10-12 minutos. Una vez que la mezcla de frijoles esté hecha, colocar las tortillas en el microondas a potencia máxima por 40 segundos; rellenarlas con la mezcla de frijoles, agregar las hojas verdes y enrollar. Servir con pimientos crudos como guarnición. Nutritivo y delicioso!

Valores nutricionales
 Proteínas- 39.9g. / 10g. por porción
Carbohidratos- 107.1 g. / 26.9 g. por porción
Grasas- 8.1 g./ 2g. por porción
Kilocalorías totales- 663.3 Kcals. / 165.8 Kcals.

10-RISOTTO DE POLLO QUORN Y LENTEJAS

(4 PORCIONES)

Ingredientes

- 1 cebolla blanca mediana
- 3 dientes de ajo (en rodajas finas)
- 3 rociadas de aceite pam de 1 caloría
- 200g. de lentejas verdes (sin cocinar)
- 100g. de pollo Quorn
- 300g. de arroz para risottoArborio
- 2 cucharadas de vinagre balsámico
- 100g. de tomates de viña
- 2 pizcas de sal marina y pimienta negra molida para el risotto
- 2 pizcas de sal marina y pimienta negra molida para los tomates
- 1 calabacín (en cubos)
- 50g. de queso vegano original o alternativo (rallado)
- 2 cubos de caldo de pollo orgánicos
- 1 l. de agua
- 1 ramita de romero fresco

Método de preparación

Para empezar, encender el horno a 180° y luego agregar en una asadera pequeña, los tomates espolvoreados con romero, sal y pimienta, rociar con vinagre balsámico por encima, y cocinar por 30-35 minutos. Después, colocar una sartén grande a fuego medio, rociada con aceite pam. Dejar calentar durante 2 minutos, antes de agregar el ajo y la cebolla y cocinar hasta que las cebollas estén transparentes. Luego agregar el pollo Quorn y cocinar hasta que dore. Mientras esperaS que se cocine el pollo, preparar el caldo de pollo, disolviendo 2 cubos de caldo de pollo en un litro de agua hirviendo. Una vez que el pollo esté listo, agregar las lentejas y el arroz de risotto y esperar 2 minutos antes de agregar el caldo- agregar un poco cada vez , sólo para cubrir la preparación. Subir el fuego al máximo y cocinar hasta que hierva, luego bajar el fuego otra vez y hervir a fuego lento hasta que todo el caldo se haya absorbido. Una vez que haya agregado la mitad el caldo (500ml.), agregar el calabacín en cubos y unirlos a la mezcla. Cuando toda el agua se haya absorbido, el último paso es apagar el fuego, y agregar el queso alternativo, sal y pimienta y dejar reposar 2 minutos.

Revolver el queso derretido y después servir con los tomates encima. Simplemente irresistible.

Valores nutricionales

Proteínas- 45.4g. / 11.3g. por porción

Carbohidratos- 143.4g. / 35.8g. por porción

Grasas- 24.9g. / 6.2g. por porción

Kilocalorías totales979.3 Kcals. / 244.8Kcals por porción

11- MOUSSE DE CHOCOLATE (2 PORCIONES)

Ingredientes

- 1cucharada de polvo de chocolate y soja proteico
- ½ taza de agua
- ½ aguacate (maduro)
- ¼ de taza de almendras tostadas (molidas)
- ½ taza de hielo
- 2 cucharadas de polvo de cacao de chocolate negro y verde

Método de preparación

Disolver el polvo proteico en agua y agregar el chocolate en polvo, ¾ de las almendras tostadas, el aguacate y unir todo. Si lo vas a consumir enseguida, colocar en hielo durante 30 segundos. Si no verter la mezcla en pequeños bols y colocarlos en la heladera. Espolvorear la mousse con las almendras restantes, antes de comer y disfrutar!

Valores nutricionales
Proteínas- 36.3g. / 18.1g. por porción

Carbohidratos- 25.6g. / 12.8g. por porción
Grasas- 27.2g. / 13.6g. por porción
Kilocalorías totales- 492.4 Kcals / 246.2
Kcals. por porción

12- RODAJAS DE SALCHICHAS QUORN Y AJO

(2 PORCIONES)

Ingredientes

- 200g. de patatas blancas
- 2 salchichas Quorn sin carne
- 150g. de vegetales mixtos
- 2 cucharadas de aceite de oliva virgen
- 1 cucharada de ajo en polvo
- 1 ramita de romero
- 1 pizca de sal y pimienta negra
- salsa (50g.)

Método de preparación

Pre-calentar el horno a 220° . Cortar las patatas en rodajas gruesas, rociarlas con aceite de oliva y sazonar con la ramita de romero, ajo en polvo, sal y pimienta. Colocarlas en el microondas a potencia fuerte por 10 minutos, cuando estén hechas, colocarlas en el horno, cocinarlas por otros 20 minutos o hasta que estén doradas. En los últimos 15 minutos, cuando las patatas se estén dorando, agregar las salchichas Quorn al horno y cocinarlas hasta que estén doradas. En los últimos 10 minutos, agregar la mezcla de vegetales en una fuente pequeña y cocinarlas a fuego fuerte.

Valores nutricionales
Proteínas- 20.8g. / 10.4g. por porción
Carbohidratos- 52.4g. / 26.2g. por porción
Grasas- 17.3g. / 8.6g. por porción
Kilocalorías totales- 448.5 Kcals. / 224.2 K cals por porción

13- TOSTADOS DE JAMÓN QUORN, QUESO YCEBOLLA DE VERDEO ESTILO VEGANO (2PORCIONES)

Ingredientes

- 3 rebanadas de jamón Quorn sin carne
- 2 rebanadas de pan integral
- 30g. de queso vegano violife original (u otra marca de queso vegano)
- 3 cebollas de verdeo (finamente picadas)
- 2 cucharadas colmadas de ensalada mixta
- 250ml. de jugo de naranja orgánico
- 2 rociadas de aceite pam 1 caloría

Método de preparación

Simplemente colocar las cebollas de verdeo, el jamón Quorn y queso alternativo entre las rebanadas de pan. Rociar el aceite pam en cada una de las rebanadas y colocar en una tostadora de sándwiches o grill George Foreman, hasta que el pan se tueste en ambos lados. Servir con ensalada mixta como guarnición y un vaso de jugo de naranja fresco.

Valores nutricionales

Proteínas- 13.5g. / 6.8g. por porción

Carbohidratos- 63.5g. / 31.7g. por porción

Grasas- 11.7g. / 5.8g. por porción

Kilocalorías totales- 413.3 Kcals. / 206.6 Kcals por porción

14- CURRY DE POLLO QUORN (4 PORCIONES)

Ingredientes

- 300g. de arroz Palau (arroz que no se pasa 2 minutos)
- 200g. de pollo Quorn
- 150g. de guisantes congelados
- 1 cubo de caldo de pollo
- 500ml. de agua para el caldo
- 2 cebollas blancas medianas (picadas)
- 3 dientes de ajo (en rodajas finas)
- 1 cucharada colmada de harina
- 100ml. de leche de coco
- 2 cucharadas de yogur de soja
- jugo de ½ lima
- jugo de ½ limón
- 1 cucharada de coriandro
- 1 cucharada de chile de cayena
- 1 cucharada de mezcla de especias (garammasala)
- 1 cucharada de sal
- 3 rociadas de aceite pam de 1 caloría

Método de preparación

Rociar con aceite una sartén grande y

dejara calentar por 2 minutos a fuego medio-bajo. Luego agregar las cebollas y ajo – cocinar hasta que las cebollas estén transparentes. Después, agregar el pollo Quorn y cocinar hasta que esté dorado. Mientras esperas, preparar el caldo disolviendo el cubo de caldo en 500ml. de agua hirviendo. Una vez que el pollo esté listo, agregar los guisantes congelados y comenzar a agregar el caldo, junto con los condimentos. Agregar el caldo de a poco, sólo cubriendo la mezcla. Una vez que se haya agregado lo último de caldo, agregar la harina, revolver y continuar cocinando por otros 2 minutos. Luego agregar la leche de coco, jugo de lima y limón y hervir a fuego bajo, hasta que la mezcla comience a espesarse. Una vez que la salsa de curry esté cocinada a su gusto, apagar el fuego y agregar el yogur de soja. Dejar reposar por 2 minutos y después revolver. El último paso es simplemente colocar el arroz Palau en el microondas y cocinar 2 minutos.

Valores nutricionales

Proteínas- 53.5g. / 13.4g. por porción
Carbohidratos-   155.7g.   /   38.9g.   por
porción
Grasas- 23.4g. / 5.8g. por porción
Kilocalorías totales- 1047.4 Kcals / 261.8
Kcals. por porción

15-BARRAS DE PROTEÍNAS DE NARANJA Y CHOCOLATEDIY(HAZLAS TU MISMO)

Ingredientes

- Mezcla húmeda
- ¼ de taza de jugo de naranja exprimido fresco
- ¼ de taza de chocolate negro vegano(70% de cacao)
- ¼ de taza de leche de almendras
- ¼ de taza de mantequilla de maní orgánica
- ¼ de taza de salsa de manzana (sin azúcar)
- ¼ de taza de jarabe de arce
- Mezcla seca
- 1 cucharada de ralladura de naranja
- ¼ de taza de avena sin cocinar
- 1 cucharada de jengibre
- 3 cucharadas de semillas de chía
- ¼ de taza de almendras fileteadas
- ¼ de taza de mezcla de frutos rojos
- 3 cucharadas colmadas de polvo proteico de soja (sin sabor)

Método de preparación
Colocar la mezcla seca en un bol grande y

unir los ingredientes. Colocar la mezcla húmeda en un molde separado y colocar en el microondas a potencia máxima por 30 segundos o hasta que la preparación esté espesa y cremosa. Luego, verter la mezcla húmeda sobre la mezcla seca y mezclar bien. Usar un molde o envase plástico de 8x8, colocar en la base papel manteca y rociar con aceite pam. Colocar la mezcla en el molde y nivelar hasta que la superficie esté plana. Después colocar en la heladera durante una hora, hasta que esté firme. Cortar en 8 rebanadas y disfrutar como postre o aperitivo.

Valores nutricionales
Proteínas – 17.9g.
Carbohidratos-33.8g.
Grasas- 19.3g.
Kilocalorías totales- 380.7 Kcals.

16-BATIDO DULCE DE PLÁTANO Y SOJA
(2 PORCIONES)

Ingredientes
- 1 plátano grande
- 250ml. de leche de soja sin azúcar
- pulpa de un maracuyá
- 100g. de yogur griego
- ½ cucharada de canela

Beneficios nutricionales
Los plátanos están llenos de potasio que ayudan al sistema circulatorio y alivian calambres musculares. Son altos en fibra y ayudan a regular el funcionamiento del intestino. La leche de soja es una alternativa saludable a la leche vacuna y contiene mucho calcio, fibras saludables, además de proteínas. La canela, además, tiene muchos beneficios incluyendo un alto contenido en antioxidantes, además de propiedades anti-edad. El yogur griego contiene una gran cantidad de calcio y proteínas de digestión lenta. El maracuyá es alto en hierro, vitamina C y ayuda a reducir el colesterol.

Valores nutricionales
Proteínas- 20.8g. / 10.4g. por porción

Carbohidratos- 60.3 g./ 30.1g. por porción
Grasas- 6.6g. /3.3g. por porción
Kilocalorías totales- 383.8 Kcals/ 191. Kcals

17- COPOS DE AVENA, DE MANZANAS YARÁNDANOS (2 PORCIONES)

Ingredientes
- ½ taza taza de avena cruda
- 190ml. de leche descremada
- 1 manzana (en cubos)
- ¼ de taza de arándanos (congelados)
- 1 cucharada de salsa de manzana sin azúcar

Método de preparación
En una cacerola mediana, agregar todos los ingredientes, menos la salsa de manzana y colocar a fuego medio-bajo por 3-4 minutos o hasta que la preparación espese a tu gusto- revolviendo frecuentemente. Una vez que la preparación ha espesado a tu gusto, simplemente agregar la salsa de manzana, revolver y dejar reposar por 1 minuto antes de servir.

Valores nutricionales
Proteínas- 12.6g. / 6.3g. por porción
Carbohidratos- 65.4g. / 32.7g. por porción
Grasas- 4.8g. / 7 2.4g por porción

Kilocalorías totales- 355.2 Kcals/ 177.6 Kcals

18- PLÁTANO CON PASIÓN

Ingredientes
- 1 plátano grande
- 100g. de yogur natural
- pulpa de ½ maracuyá
- 1 cucharada de miel

Método de preparación
Este es un postre exquisito que puede ser comido a cualquier hora del día; es relativamente bajo en grasas, también en proteínas y carbohidratos complejos. Es perfecto para darse un gusto antes de ir a dormir, ya que los plátanos, el yogur griego y la miel, realmente potencian la hormona del sueño, melatonina, para una perfecta noche de descanso. En un bol, simplemente agregar los plátanos en cubos y verter el yogur sobre éstos, junto con la pulpa de maracuyá y rociar la miel por encima.

Valores nutricionales
Proteínas- 10.4g. / 5.2g. por porción
Carbohidratos- 71.1g. / 35.5g. por porción

Grasas- 8g. / 4g. por porción
Kilocalorías totales- 398 Kcals. / 199 Kcals
por porción

19- TORTILLAS INTEGRALES VEGANAS

(2 PORCIONES)

Ingredientes

- 2 tortillas integrales
- 1 aguacate (maduro)
- 1 bola de remolacha (cortada en pequeños trozos)
- 2 cebollas de verdeo (finamente picadas)
- 2 dientes de ajo (aplastados)
- 1 cucharada de aceite de oliva
- ¼ de taza de hongos blancos (en cubos)
- ½ pimiento rojo (en cubos)
- 1 zanahoria mediana (rallada)
- 1 tomate pequeño (cortado en cubos pequeños)
- 1 puñado de lechuga
- ¼ de taza de pepinos (cortados en cubos pequeños)
- 1 cucharada de perejil fresco
- 1 cucharada de orégano fresco
- 1 cucharada de vinagre balsámico
- 1 cucharada de jugo de lima
- 1 pizca de sal marina
- 2 cucharadas de yogur natural

Método de preparación

Agregar aceite de oliva a una sartén grande y pre-calentar a fuego medio-bajo por 2 minutos antes de agregar los 2 dientes de ajo aplastados y las cebollas de verdeo. Cocinar 2-3 minutos y luego agregar los hongos en cubos, el pimiento, el tomate junto con el vinagre balsámico, jugo de lima, sal, orégano y perejil- cocinar por otros 6-7 minutos revolviendo frecuentemente. Después, agregar el yogur natural, unir toda la mezcla y dejar reposar por 1 minuto. Luego, colocar las tortillas en el microondas y cocinar a potencia máxima durante 30-40 minutos. Colocarlas en un plato y agregar la mezcla de la sartén, junto con los ingredientes restantes: aguacate, remolacha, zanahoria rallada, lechuga y pepino. Envolver y disfrutar!

Valores nutricionales
Proteínas- 13.3g. / 6.7g. por porción
Carbohidratos- 68.7g. / 34.3gr. por porción
Grasas- 19g. / 9.5g. por porción

Kilocalorías totales- 499 Kcals. / 249.5 Kcals.

20- TORTILLAS INTEGRALES DE POLLO CREMOSO

(2 PORCIONES)

Ingredientes

- 100g. de filetes de pollo (sin piel y en cubos)
- 4 rociadas de aceite pam de 1 caloría
- 2 tortillas integrales
- 1 tomate pequeño (cortado en pequeños cubos)
- ½ taza de pepinos (cortados en pequeños cubos)
- 1 puñado de hojas de espinaca bebé
- 3 cucharadas de ricota
- 1 cucharada de perejil
- 1 cucharada de menta fresca
- 1 cucharada de condimento de Cajun

Método de preparación

En una sartén grande, agregar el aceite y dejar pre-calentar en fuego medio-bajo por 2 minutos. Mientras tanto, condimentar el pollo, frotándolo con el condimento de Cajun, con tus manos- es más fácil si despresas el pollo primero. Cocinar el pollo por 10-12 minutos o hasta que esté cocinado. Luego, agregar el tomate, pepino, junto con el perejil y la menta fresca- cocinar durante 3-4 minutos. Después apagar el fuego, agregar la ricota, revolver y dejar reposar por 2 minutos. Mientras estás esperando, colocar las tortillas en el microondas y cocinar durante 30-40 minutos. Agregar la mezcla a las tortillas, enrollar y queda atrapado!

Valores nutricionales
Proteínas- 38.8g. /19.4g. por porción
Carbohidratos- 50g. /25g. por porción
Grasas- 12g. /6g. por porción
Kilocalorías totales- 463.2 Kcals / 231.6 Kcals.

21-YOGUR CONGELADO TROPICAL (2 PORCIONES)

Ingredientes
- 1 cucharada de avellanas molidas
- 1 kiwi (sin cáscara y en rodajas finas)
- pulpa de 1/2 maracuyá
- 200g. de yogur griego

Método de preparación
Otra receta deliciosa llena de nutrientes, alta en grasas saludables omega-3, derivadas de nueces, alta en proteínas y baja en carbohidratos. Simplemente agregar el kiwi en rodajas y avellanas molidas, a un molde para postre y agregar el yogur por encima, luego agregar la pulpa de maracuyá. Hermosa.

Valores nutricionales
Proteínas- 23.8g. / 11.9g. por porción
Carbohidratos- 36.7g. / 18.3g. por porción
Grasas- 28.1g. / 14.1g. por porción
Kilocalorías totales- 494.9 Kcals. / 274.4Kcals.

22- CAMA DE SALMÓN CON JUGO DE NARANJA,MANGO Y MORAS(2 PORCIONES)

Ingredientes
- 1 rebanada de salmón ahumado
- 1 rebanada de pan integral (tostado)
- 1 puñado de hojas de espinaca bebé
- 1 pizca de sal marina y pimienta negra molida

Aderezo
- 1 cucharada de queso crema descremado
- 1 cucharada de jugo de limón
- 1 cucharada de mostaza
- 1 cucharada de perejil fresco

Jugo
- 250ml. 100% de jugo de naranja
- ½ mango mediano (sin cáscara y en cubos)
- ½ taza de moras
- 3 cubos de hielo

Método de preparación
En un bol pequeño, agregar el queso

165

crema descremado, jugo de limón, mostaza y perejil y unir en una pasta espesa- reservar. Luego, en una licuadora agregar el jugo de naranja, moras y mango. junto con los cubos de hielo y licuar durante 1-2 minutos o hasta que la mezcla esté suave- volcar en un vaso y reservar. Finalmente, sazonar el salmón con sal y pimienta y colocar sobre el pan tostado junto con las hojas de espinaca bebé. Rociar el aderezo por encima y servir con el jugo. Delicioso.

Valores nutricionales
Proteínas- 14.9g. / 7.5g. por porción
Carbohidratos- 67.5g. / 33.7g. por porción
Grasas- 10.7g. / 5.3g. por porción
Kilocalorías totales- 425.9 Kcals. / 226.4 Kcals

23- MEZCLA DE CEREALES Y FRUTA (3 PORCIONES)

Ingredientes
- ¼ taza de cereales
- ¼ taza de cereal K
- ¼ taza de moras
- ¼ taza de frutillas
- pulpa de ½ maracuyá
- 200g. de yogur griego
- 1 cucharada de miel

Método de preparación

Ésta es una de mis recetas favoritas para el desayuno, al estar llena de proteínas y carbohidratos energizantes, en la forma de fibras, para ayudarte a estimular tu día con muy poca grasa.

En un vaso para postre, agregar los cereales en el fondo, luego ½ yogur, después el cereal K, luego otra capa de yogur. Coronar con las moras y frutillas y rociar con la pulpa de maracuyá y miel. Aviso! Esto te hará agua la boca!

Valores nutricionales
Proteínas- 33.1g. /11g. por porción
Carbohidratos- 82g. / 27.3g. por porción

Grasas- 5.6g. / 1.9g. por porción
Kilocalorías totales- 500Kcals. / 166.7 Kcals
por porción

24- BARRAS ENERGÉTICAS DE FRUTAS

(4 PORCIONES)

Ingredientes

- 1 puñado de avellanas molidas
- ¼ de taza de dátiles
- ¼ de taza de bayas secas
- 3 cucharadas de semillas de lino
- ¼ taza de salsa de manzana sin azúcar

Método de preparación

Estas barras energéticas son fáciles de hacer y llenas de nutrientes, saben genial y pueden ser llevadas contigo donde vayas. Consisten principalmente de fibra y carbohidratos complejos al ser el principal macronutriente que provee energía.

Comenzar agregando las avellanas y semillas de lino en una licuadora y licuar por 2-3 minutos o hasta que la mezcla esté razonablemente suave. Luego, agregar el resto de los ingredientes y licuar por otro minuto. Vaciar la mezcla y agregar en un molde plástico mediano- asegurarse de colocar papel manteca dentro del molde primero y rociar con aceite pam para que la mezcla no se pegue. Nivelar la mezcla para que quede plana y colocar el molde en la heladera durante 1 hora. Luego, cortar la barra en 4 porciones y colocar otra vez en la heladera. Comerlas cuando estés hambrienta o cuando necesites una inyección de energía.

Valores nutricionales
Proteínas- 14.3g. / 3.6g. por porción
Carbohidratos- 137g. / 34.3g. por porción
Grasas- 42.4g. / 10.6g. por porción
Kilocalorías totales- 986.8 Kcals. / 246.7 Kcals. por porción

25- SALMÓN, ESPÁRRAGOS Y BATATAS FRITAS

Ingredientes
- 100g. de filete de salmón
- 150g. de batatas (tamaño mediano)
- 50g. de salsa
- 1 cucharada de aceite de colza
- 4 rociadas de aceite pam de 1 caloría
- 1 cucharada de sal marina y pimienta negra molida
- 4 espárragos
- 1 cucharada de ajo en polvo
- 1 cucharada de romero

Método de preparación
Pre-calentar el horno a 200 grados. Dejar las batatas con cáscara y cortar en rebanadas de 1.5 pulgadas. Colocar en un recipiente, rociar con el aceite de colza y agregar el ajo y romero- sazonar con las manos. Colocarlas en el microondasdurante 10 minutos a potencia máxima, después llevarlas por otros 20-25 minutos para dorar. Después que coloques las batatas en el horno, tomar una sartén y rociarla con aceite pam y dejar pre-

calentar por 2 minutos a fuego medio-bajo. Sazonar el salmón con sal y pimienta y agregar en el centro de la sartén- cocinar 15-20 minutos, removiendo ocasionalmente. En los últimos 10 minutos, agregar los espárragos en la sartén. Agregar todo en un plato junto con la salsa.

Valores nutricionales
Proteínas- 29.2g.
Carbohidratos- 36.5g.
Grasas- 22.8g.
Kilocalorías totales- 468 Kcals

26- RISOTTO DE VERDURAS (3 PORCIONES)

Ingredientes
- ¼ de taza de arroz para risotto
- 1 cebolla blanca mediana (cortada en cubos)
- 1 taza de guisantes de jardín
- ¼ taza de zucchini en cubos
- ¼ taza de zanahorias (cortada en pequeños trozos)
- 30g. de queso bajo en grasas (rallado)
- 1 cubo de caldo de verduras
- 600ml. de agua
- 1 pizca de sal marina y pimienta negra molida
- 2 dientes de ajo (picados)
- 1 cucharada de aceite de oliva
- 1 cucharada de manteca baja en grasas
- 1 tomate de viña grande (cortado en cuartos)
- 1 ramita de romero
- 1 cucharada de vinagre balsámico

Método de preparación
Comenzar pre-calentando un wok o sartén

sobre fuego medio-bajo por 2 minutos junto con el aceite de oliva. Luego, agregar el ajo machacado junto con la cebolla en cubos ycocinar hasta que la cebolla esté transparente. Mientras tanto, calentar el horno a 180 grados y en una fuente con papel aluminio, agregar los tomates en cuartos, sazonados con sal y pimienta. Después, rociar con el vinagre balsámico con una ramita de romero- dejar asar por 30 minutos. Cuando las cebollas estén listas, agregar los guisantes congelados, el arroz de risotto, zucchini y zanahorias y cocinar por 1-2 minutos, mientras preparas el caldo. Disolver 1 cubo de caldo de verduras en 600ml. de agua hirviendo y agregar a la sartén de a poco, sólo cubriendo la mezcla. Subir el fuego y dejar hervir, luego bajar otra vez el fuego y hervir a fuego lento durante 25-30 minutos- revolviendo ocasionalmente. Una vez que el risotto haya espesado a tu gusto, apagar el fuego y agregar la manteca y queso rallado- revolver y dejar reposar 2 minutos. Revolver otra vez y agregar la mezcla de tomates del horno, por encima. Comer inmediatamente.

Valores nutricionales
Proteínas- 25.8g. / 8.6g. por porción
Carbohidratos- 103.3g. / 34.4g. por porción
Grasas- 31.3g. / 10.4g. por porción
Kilocalorías totales- 798.1 Kcals/ 26.6 Kcals por porción

27- FRIJOLES MIXTOS SALTEADOS(3 PORCIONES)

Ingredientes

- 1 lata de frijoles mixtos (300g. en agua)
- ¼ de taza demaíz dulce
- ½ pimiento rojo (cortado en cubos pequeños)
- ½ cebolla blanca (finamente picada)
- ¼ taza de brócoli (en cubos)
- ¼ taza de zanahorias (ralladas)
- 1 puñado de hojas de espinaca bebé
- ½ tomate mediano (cortado en cubos pequeños)
- 4 rociadas de aceite pam de 1 caloría

Aderezo

- 1 cucharada de salsa de soja
- 1 cucharada de jugo de limón
- 1 cucharada de vinagre balsámico
- 1 cucharada de aceite de colza
- 2 dientes de ajo
- 50g. de salsa

Método de preparación

Lo primero que debes hacer es dejar remojar los frijoles por al menos una hora y después secar bien. Pre-calentar un wok o sartén junto con el aceite pam por 2 minutos sobre fuego medio-bajo. Después, agregar todos los ingredientes, excepto el aderezo y cocinar durante 10-12 minutos, revolviendo frecuentemente. Mientras tanto, en un bol pequeño, agregar la salsa de soja, jugo de limón, vinagre balsámico, aceite de colza, salsa y diente de ajo picado y revolver bien. Cuando la mezcla de frijoles esté lista, agregar el aderezo y revolver, cocinar 2 minutos más. Luego, apagar el fuego y dejar reposar por 1 minuto. Revolver otra vez y servir inmediatamente.

Valores nutricionales

Proteínas- 36.5g. / 12.2g.

Carbohidratos- 77.8g. / 25.9g. por porción

Grasas-18.8g. / 6.3g. por porción

Kilocalorías totales- 626.4 Kcals. / 208.8 Kcals. por porción

28- TORTILLAS DE POLLO DULCE TIKKA

Ingredientes

- 2 tortillas blancas
- 100g. de filete de pollo (sin piel/ en cubos)
- 1 puñado de hojas de espinaca bebé
- 1 tomate mediano (cortado en cubos pequeños)
- ¼ de pepino (cortado en cubos)
- 4 rociadas de aceite pam 1 caloría
- 1 cucharada de aderezo tikkamasala
- jugo de ¼ de limón
- 2 cucharadas de yogur natural
- ½ cebolla chica morada (en cubos)
- 1 cucharada de menta fresca

Método de preparación

Comenzar pre-calentando una sartén con aceite pam a fuego medio-bajo durante 2 minutos. Mientras tanto, en un bol pequeño, sazonar el pollo con las manos, para frotar el tikkamasala en todo el pollo y luego agregarlo a la sartén- cocinar por 10-12 minutos o hasta que esté cocido. Luego, agregar el tomate, jugo de limón, menta fresca y cebolla morada y cocinar por otros 6-7 minutos- revolviendo frecuentemente. El último paso es apagar el fuego y agregar las espinacas bebé, pepino y yogur natural, revolver bien la mezcla y dejar reposar 1 minuto. Colocar las tortillas en el microondas a potencia máxima 30-40 segundos, colocarlas en una fuente para servir, agregar la mezcla de pollo tikka, envolver y disfrutar!

Valores nutricionales

Proteínas- 37.3g.

Carbohidratos- 29.4g.

Grasas- 4.3g.

Kilocalorías totales- 305.5 Kcals.

29- ENSALADA DE ATÚN DULCE

Ingredientes

- 1 lata de atún pequeña (60g. en agua)
- 1 tomate cherry grande (cortado en trozos)
- 1 pizca de sal marina y pimienta negra molida
- 1 ramita de romero
- 1 cucharada de vinagre balsámico
- 1 cucharada de aceite de oliva
- 1 cucharada de jugo de lima
- 1 cucharada de jugo de limón
- 1 puñado de hojas de espinaca bebé
- 1 cucharada de orégano
- 1 cucharada de albahaca
- ¼ de taza de pepino en cubos
- 2 cebollas de verdeo (finamente picada)
- 2 tallos de apio medianos (en cubos)
- ½ pimiento verde (en cubos)

Método de preparación

Pre-calentar el horno a 180 grados. En una fuente de horno, colocar papel aluminio, agregar el tomate, sazonado con sal y pimienta. Rociar con aceite de oliva y vinagre balsámico, agregar una ramita de romero y llevar al horno durante 30 minutos. Una vez que esté listo, calentar una sartén sobre fuego suave y agregarlo junto con todos los otros ingredientes. Mezclar bien y freír ligeramente por 6-7 minutos- revolviendo frecuentemente.

Valores nutricionales
Proteínas- 20g.
Carbohidratos- 15.8g.
Grasas- 15.1g.
Kilocalorías totales- 279.1 Kcals.

30- FILETE DE RÓBALO CON BATATAS FRITAS

Ingredientes
- 100g. de filete de róbalo
- 100g. de vegetales mixtos (congelados)
- 150g. de batatas (tamaño mediano/ sin cáscara, cortadas para freír)
- 1 cucharada de aceite de colza
- ½ cucharada de perejil
- 1 cucharada de ajo en polvo
- 1 cucharada de romero
- 1 cucharada de sal marina y pimienta negra molida
- ½ limón (cortado en rodajas)

Método de preparación
Pre-calentar el horno a 220 grados. Comenzar a sazonar las batatas con sal y pimienta, ajo y romero y rociar con el aceite de colza- frotar con tus manos. Pre-cocinar las batatas en el microondas a potencia máxima por 10 minutos. Mientras esperas, es tiempo de preparar tu róbalo. Colocar una gran hoja de papel de aluminio en una superficie, colocar el filete en el medio y sazonar con perejil;

colocar las rodajas de limón a lo largo, envolver el pescado como en un paquete, para que todo el aroma y el sabor se queden dentro y dejar reposar. Una vez que las batatas estén pre-cocinadas, agregarlas junto con el róbalo al horno por 20-25 minutos- removiendo ocasionalmente las batatas. En los últimos 10 minutos, agregar los vegetales congelados a una olla con agua fría y cocinar a fuego medio hasta que hiervan.

Valores nutricionales
Proteínas- 22.5g.
Carbohidratos- 34.6g.
Grasas- 15.1g.
Kilocalorías totales- 364.3 Kcals.

31- HAMBURGUESA DE PAVO

Ingredientes

- 100g. de filete de pavo
- ½ tomate rojo (en rodajas)
- 1 pan integral de hamburguesa
- 1 cucharada de aceite de colza
- 2 dientes de ajo (picados)
- ½ cebolla blanca (en rodajas finas)
- 1 puñado de lechuga

Aderezo

- 1 cucharada de mayonesa baja en grasas
- 1 cucharada de jugo de lima
- 1 cucharada de cilantro
- ½ cucharada de condimento jerk

Método de preparación

Pre-calentar una sartén con el aceite de colza a fuego bajo a medio por 2 minutos, antes de agregar la cebolla y ajo picado-cocinar hasta que las cebollas estén transparentes. Después, agregar el filete de pavo y cocinar durante 8-10 minutos, dándolo vuelta ocasionalmente. Mientras tanto, es tiempo de preparar el aderezo. En un bol pequeño, agregar la mayonesa, jugo de lima, cilantro y aderezo jerk; usar un tenedor para mezclar bien. Una vez que el pavo esté bien cocinado, servir los ingredientes en un plato, cortar el pan de hamburguesa a la mitad y colocarlos boca abajo en la sartén por 3-4 minutos para tostar ligeramente. Apagar el fuego, agregar el pavo al pan junto con las cebollas, rodajas de tomate, el aderezo pre-hecho, la lechuga y disfrutar!

Valores nutricionales
Proteínas- 39.6g.
Carbohidratos- 42g.
Grasas- 20.1 g.
Kilocalorías totales- 500 Kcals.

32- FRIJOLES MIXTOS EN TOSTADAS

Ingredientes
- 1 rebanada de pan integral
- 100g. de frijoles tostados reducidos en sal y azúcar
- 100g. de frijoles mixtos (en agua)
- 1 cucharada de condimento jerk

Método de preparación
Esta es una receta simple que sabe genial y da una gran inyección de energía.
Recordar antes de consumir cualquiera de los frijoles, deben ser remojados por al menos una hora y bien lavados para evitar cualquier problema estomacal e hinchazón. Lavar bien los frijoles mixtos y agregarlos en una olla junto con los frijoles tostados y el aderezo jerk. Colocar la olla a fuego bajo y hervir a fuego lento por 6-7 minutos- revolviendo frecuentemente. Luego, simplemente tostar el pan y colocar los frijoles encima. Delicioso y nutritivo!

Valores nutricionales
Proteínas- 16.7g.

Carbohidratos-36g.
Grasas- 2.7g.
Kilocalorías totales- 235.1 Kcals.

33- DESAYUNO ABUNDANTE

Ingredientes
- 1 rebanada de pan integral
- ½ aguacate (mediano, maduro)
- 1 tomate pequeño (en cuartos)
- 1 cucharada de vinagre balsámico
- 1 pizca de sal marina
- ½ cucharada de orégano
- 2 huevos grandes (hervidos)
- 1 manzana Granny Smith

Método de preparación

La siguiente receta es una forma increíble de comenzar el día, llena de nutrientes, alta en proteínas, grasas saludables y carbohidratos complejos para aumentar tus niveles de energía.

Comenzar agregando 2 huevos a una olla cubriéndolos con agua hirviendo. Hervirlos a fuego medio-alto durante 7 minutos; luego agregarlos a un recipiente con agua fría para bajar la temperatura.. Sacarlos del agua y quebrar las cáscaras de huevos varias veces y dejarlos reposar por 2-3 minutos- esto hará que sean más fáciles de pelar. Una vez que hayas pelado los huevos, cortarlos a ambos en mitades y agregarlos a un gran plato para servir. Tostar el pan y untar con el aguacate. Luego, cortar en cuartos el tomate, sazonar con sal, orégano y rociar con vinagre balsámico. Agregar una manzana Granny Smith y disfrutar!

Valores nutricionales
Proteínas-22.2g.
Carbohidratos- 38.3g.
Grasas- 24.1g.
Kilocalorías totales- 458.9 Kcals.

34- PAVO, ARROZ Y VEGETALES (2 PORCIONES)

Ingredientes
- 100g. de filete de pavo (cortado en cubos)
- 4 rociadas de aceite pam de 1 caloría
- 150g. de arroz integral (1/2 taza sin cocinar)
- 300ml. de agua
- ¼ taza de brócoli (en cubos)
- ¼ taza de zucchini (en cubos)
- 1 tomate pequeño (cortado en cuartos)
- 50g. de salsa orgánica
- 1 cucharada de condimento jerk

Método de preparación
Otra receta simple, pero deliciosa y nutritiva, que es alta en proteínas, carbohidratos complejos y relativamente libre de grasas.
Agregar el arroz y 300ml. de agua hirviendo en una olla mediana y hervir a fuego medio por 12-13 minutos o hasta que el agua se haya absorbido- removiendo frecuentemente. Mientras tanto, pre-calentar una sartén junto con el

aceite pam a fuego medio-bajo por 2 minutos. Sazonar los trozos de pavo con el condimento jerk y luego agregarlos a la sartén- cocinar durante 8-10 minutos o hasta que estén bien cocinados. Luego, agregar el brócoli y zucchini y cocinar por otros 3-4 minutos. Agregar todos los ingredientes a un gran plato para servir junto con la salsa para dar sabor.

Valores nutricionales
Proteínas-40.9g. /20.4g. por porción
Carbohidratos- 56.4g. / 28.2g. por porción
Grasas2.1g. / 1g. por porción
Kilocalorías totales- 408.1 Kcals / 204 Kcals por porción

35- SANDWICH DE MANTEQUILLA DE MANÍ Y CHOCOLATE CON PLÁTANOS (2 PORCIONES)

Ingredientes

- 2 rebanadas de pan integral
- 1 cucharada de mantequilla de maní orgánica
- 1 cucharada de chocolate Nutella (o alternativo)
- 1 plátano grande (en rodajas)

Método de preparación

La siguiente receta está llena de sabor, genial como bocadillo o postre para curar tus antojos, es alta en proteínas, carbohidratos complejos y grasas saludables.

Simplemente untar una rebanada de pan integral con mantequilla de maní y una cucharada de Nutella o alternativo en la otra rebanada y agregar los plátanos en rodajas entre ellas. Luego, llevar a una parrilla George Foreman o tostadora de sándwiches y tostar hasta que la cubierta del pan se tueste. Hermoso.

Valores nutricionales
Proteínas- 13.4g. / 6.7g. por porción
Carbohidratos- 63.3g. / 31.6g. por porción
Grasas- 18g. / 9g. por porción
Kilocalorías totales- 464.8 Kcals/ 232.4Kcals.

36- ROSQUILLA CON SORPRESA

Ingredientes
- ½ rosquilla integral
- 1 cucharada de queso untable bajo en grasa
- 100g. de yogur griego, sin grasa
- ¼ taza de arándanos
- 1 cucharada de miel

Método de preparación

Simplemente cortar la rosquilla en mitades y tostar hasta que esté dorada y untar con una cucharada de queso bajo en grasa. En un plato aparte, agregar los arándanos cubiertos con el yogur griego y rociarlos con miel. Delicioso y nutritivo!

Valores nutricionales
Proteínas – 13.3g.
Carbohidratos – 35g.
Grasas – 6.1g.
Kilocalorías totales – 248.1 Kcals.

37- ENSALADA DE GARBANZOS (2 PORCIONES)

Ingredientes
- 200g. de garbanzos (enlatados en agua)

- 6 rociadas de aceite pam de 1 caloría
- 1 pizca de sal marina y pimienta negra molida
- ½ aguacate (maduro)
- pimiento rojo (en cubos)
- 2 puñados de espinaca bebé
- 3 dientes de ajo (sin pelar)
- ¼ taza de pepinos (cortados en pequeños trozos)
- ¼ taza de guisantes de azúcar (cortados en pequeños trozos)

Aderezo
- 1 cucharada de vinagre balsámico
- 1 cucharada de jugo de limón
- 1 cucharada de sal marina y pimienta negra molida

Método de preparación

Otra vez, lo primero que debes hacer para evitar dolores estomacales o inflamaciones, es dejar remojar los garbanzos durante una hora y después lavarlos bien.

Pre-calentar el horno a 180 grados, tomar una gran hoja de aluminio y agregar los dientes de ajo, espolvorear con una pizca de sal y pimienta, además de 3 rociadas con aceite pam y cerrar bien en forma de paquete. Colocar en el centro del horno por 40 minutos o hasta que estén tiernos. En los últimos 10 minutos del proceso de cocción, pre-calentar un wok o sartén grande, agregando 3 rociadas de aceite pam sobre fuego suave por 2 minutos, antes de agregar los garbanzos, pimiento rojo y guisantes de azúcar- cocinar durante 7-8 minutos, revolviendo frecuentemente. Luego, apagar el fuego, pisar los garbanzos un poco con una cuchara y agregar el ajo del horno a la mezcla- pisar y revolver otra vez. Finalmente, agregar el aguacate, las espinacas bebé, pepinos, vinagre balsámico, jugo de limón y una cucharada de sal marina y pimienta negra molida- revolver bien y servir inmediatamente.

Valores nutricionales
Proteínas- 15.8g. / 7.9g. por porción
Carbohidratos- 65.7g. / 32.8g. por porción
Grasas-10g. / 5g. por porción
Kilocalorías totales- 416 Kcals/ 208 Kcals. por porción

DESCRIPCIÓN DEL LIBRO

La dieta ketogénica, una forma de comer incluyendo bajos carbohidratos y altas grasas, es increíblemente efectiva en transformar la vida de las personas, ayudándolos a una relativa pérdida de peso y encontrar alivio en las condiciones de salud frente a diversas dolencias. La temporada de fútbol no tiene que hacerte descarrilar en tu estilo de vida keto. En estas recetas nuevas como patatas fritas de aguacate y bocadillos de pollo y tocino; la comida del día del juego y tu estilo de vida saludable se unen excelentemente en este libro de recetas .

La dieta ketogénica es una dieta de bajos carbohidratos y altas grasas con adecuadas proteínas, está diseñada para que tu cuerpo pierda exceso de peso y queme grasa instalada.

No es efectiva en tus objetivos de perder peso rápido, pero increíblemente efectiva en otras cosas como en revertir la diabetes, reducir las enfermedades cardiovasculares, bajar la presión arterial y reducir el colesterol.

www.ingramcontent.com/pod-product-compliance
Lightning Source LLC
Chambersburg PA
CBHW051721020426
42333CB00014B/1097